U0294997

中国医师协会疼痛科医师分会
中国中西医结合学会疼痛学专业委员会
推荐读物

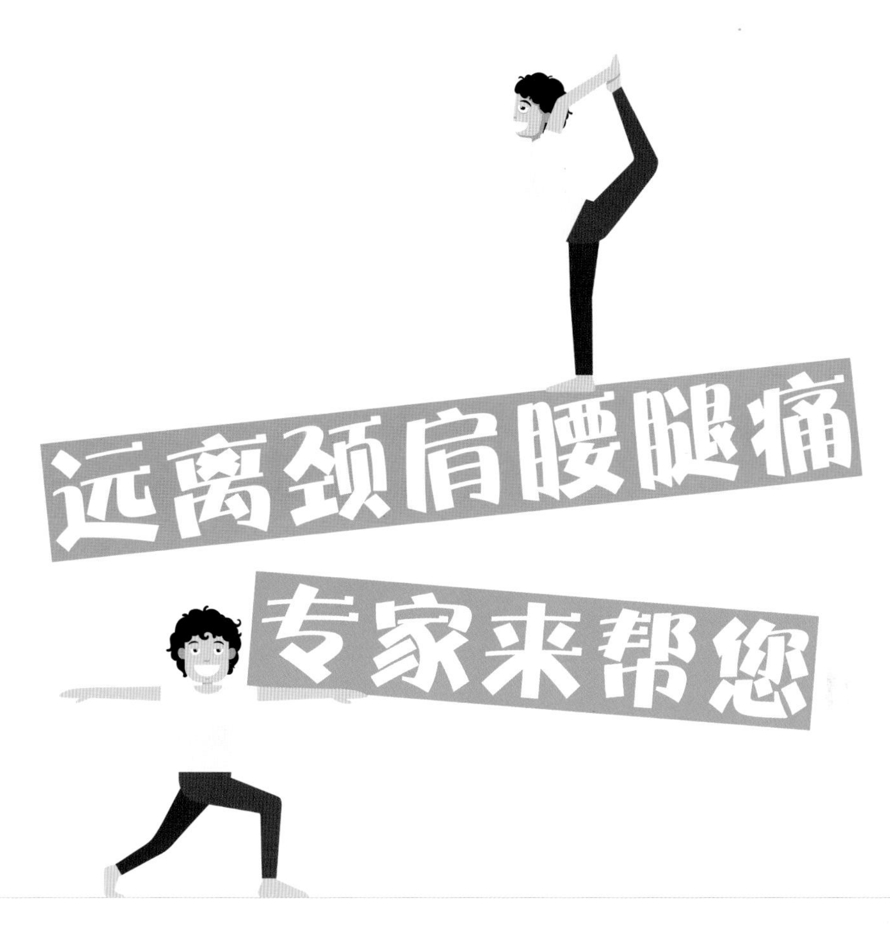

主　审 ● 樊碧发　冯　艺
主　编 ● 司马蕾
副主编 ● 路桂军　王晓星

人民卫生出版社

图书在版编目（CIP）数据

远离颈肩腰腿痛：专家来帮您 / 司马蕾主编. —北京：人民卫生出版社，2019
ISBN 978-7-117-28469-1

Ⅰ. ①远…　Ⅱ. ①司…　Ⅲ. ①颈肩痛 – 防治②腰腿痛 – 防治　Ⅳ. ①R681.5

中国版本图书馆 CIP 数据核字（2019）第 085618 号

远离颈肩腰腿痛——专家来帮您

主　　编：司马蕾
出版发行：人民卫生出版社（中继线 010-59780011）
地　　址：北京市朝阳区潘家园南里 19 号
邮　　编：100021
E - mail：pmph @ pmph.com
购书热线：010-59787592　010-59787584　010-65264830
印　　刷：北京汇林印务有限公司
经　　销：新华书店
开　　本：710 × 1000　1/16　　印张：14
字　　数：188 千字
版　　次：2019 年 7 月第 1 版　2019 年 7 月第 1 版第 1 次印刷
标准书号：ISBN 978-7-117-28469-1
定　　价：55.00 元

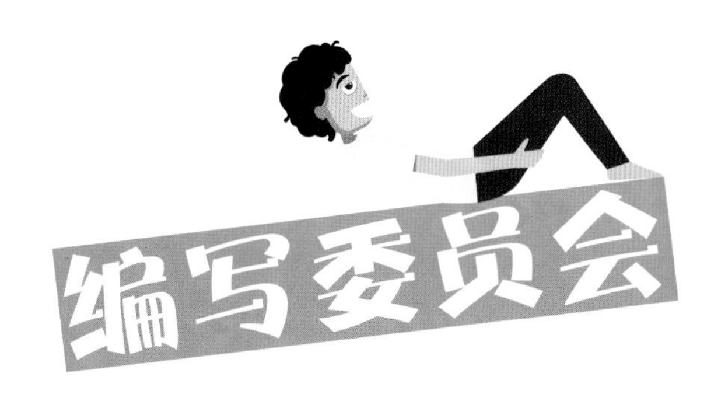

主　审　**樊碧发　冯　艺**

主　编　**司马蕾**

副主编　**路桂军　王晓星**

编　委　（按姓氏笔画排序）

丁　宇　于聪聪　万　丽　马文庭　王　霞　王学昌
王晓星　戈晓东　石　劢　叶　菱　冯智英　司马蕾
朱喜春　任玉娥　刘红梅　刘金锋　刘波涛　刘荣国
刘海鹏　刘瑞萍　孙　涛　杜　倩　李　君　李　勇
李娟红　杨　东　杨　静　杨立强　张　庚　张　静
苗　羽　罗　盛　宛春甫　赵国利　胡　泊　骆　佳
贾一帆　贾东林　徐凤和　郭向飞　黄　明　韩冲芳
覃旺军　路桂军　蔡昀方　薛朝霞

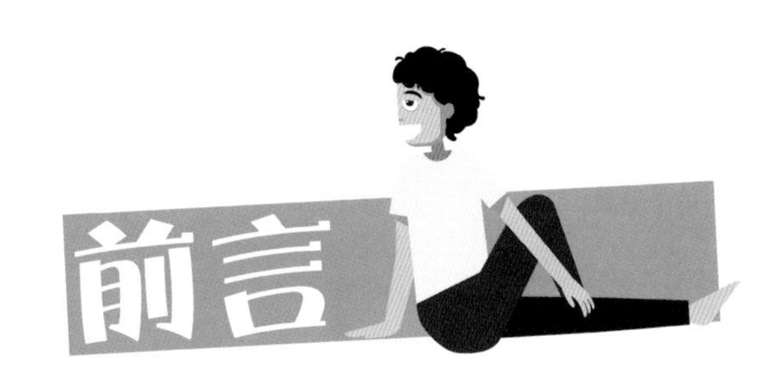

疼痛是指身体受到伤害或潜在伤害后产生的一种不愉快的情绪体验。我们人体的脊柱关节由于长期处于负重和活动状态，很容易受到外界或不良姿势的伤害，产生疼痛，可以说，每个人在一生中都会遭遇多次颈肩腰腿痛的困扰。随着年龄增长，老年患者发生腰腿痛更为普遍。数据显示，65 岁以上人群腰腿痛的发病率为 60% ~ 70%，70 岁以上人群发病率 70% ~ 80%，慢性腰腿痛患者已经超过了 1 亿人。

其实，大部分的颈肩腰腿痛患者无须吃药打针，通过适当的休息加上科学合理的锻炼，疼痛可以得到快速缓解，甚至完全康复。那么，缓解“闪腰”“五十肩”“落枕”“腰椎间盘突出”等导致的疼痛，哪些锻炼方式最简便有效？如果做了颈椎腰椎手术后如何快速康复？如何激发体内阿片肽分泌抗击疼痛？膝关节应如何保养延缓使用寿命？……针对广大患者朋友经常提出的问题，我们特地邀请了全国 40 余位疼痛医学专家，共同编写了这本《远离颈肩腰腿痛——专家来帮您》科普书。

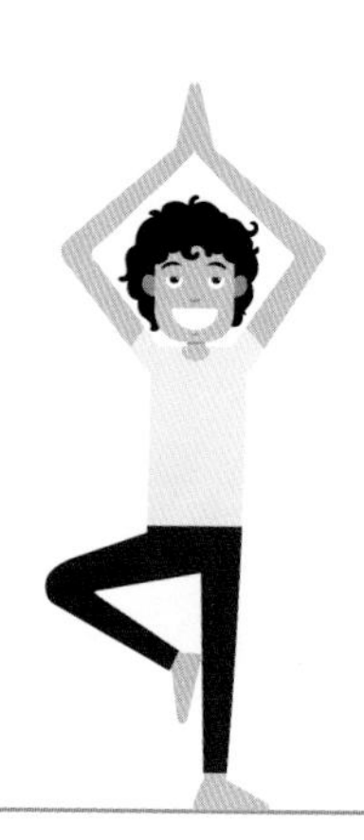

科学性和实用性是本书两大特点。我们的编委几乎全部来自全国著名三甲医院，具有丰富的临床经验，每位编委只撰写自己最擅长的内容，以保证全部章节的科学性和准确性。在查阅国内外大量文献基础上，本书优选总结了可操作性强的锻炼方法，采用真人示范照片与数字视频教学结合，以帮助读者们在家就能够方便地模仿学习。期待本书能给颈肩腰腿痛患者带来健康和愉悦，希望本书能成为慢性疼痛患者的良师益友。

最后，特别感谢著名疼痛专家樊碧发教授和冯艺教授对本书的审校指导，感谢副主编路桂军医生和王晓星医生的辛勤工作！书中如有不足之处，恳请读者批评指正。

司马蕾

2019 年 4 月

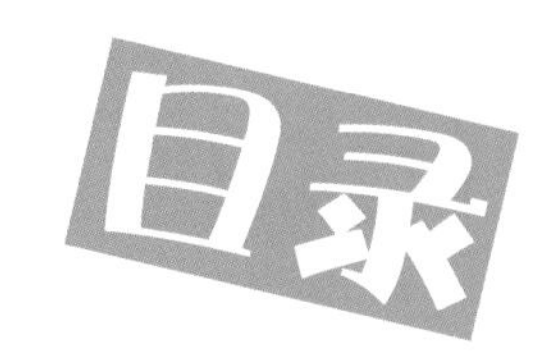

第一篇

颈肩腰腿痛知多少

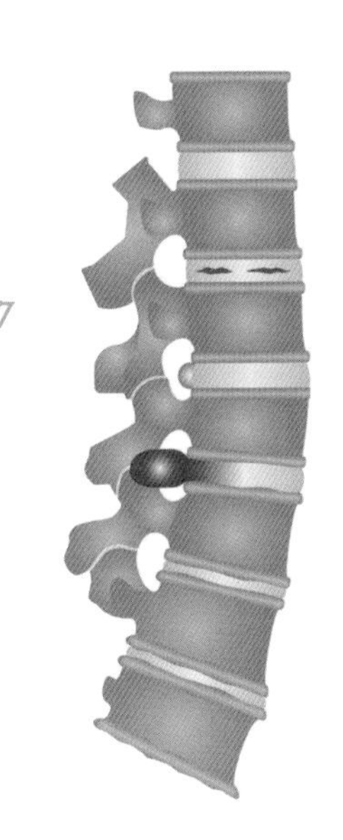

第二篇

掌握这些，做自己的家庭康复医生

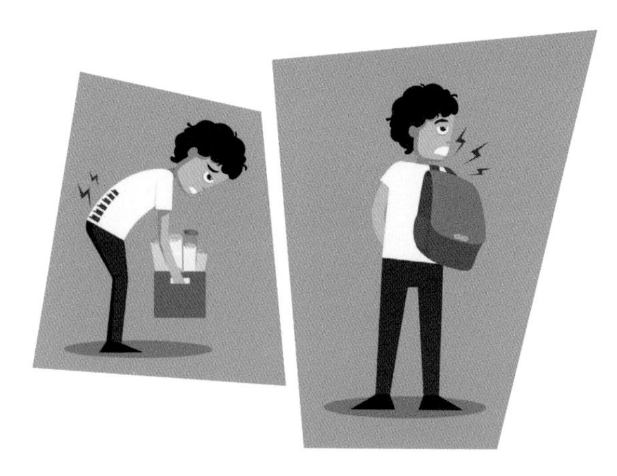

第三篇

防痛有道，这些你都做对了吗

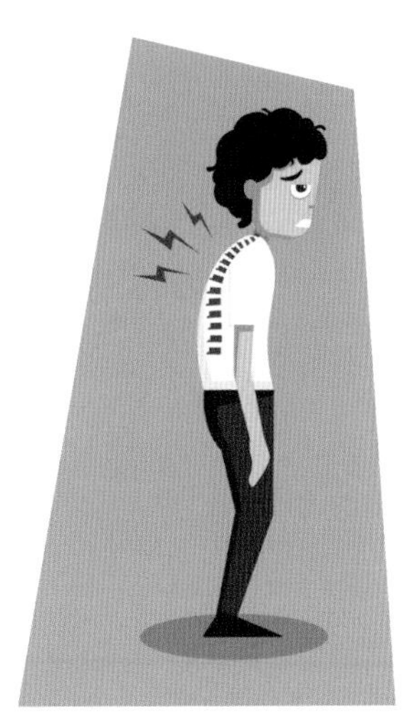

第一篇

颈肩腰腿痛知多少

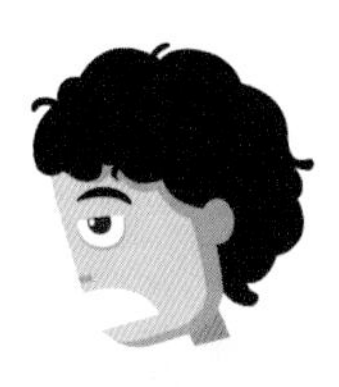

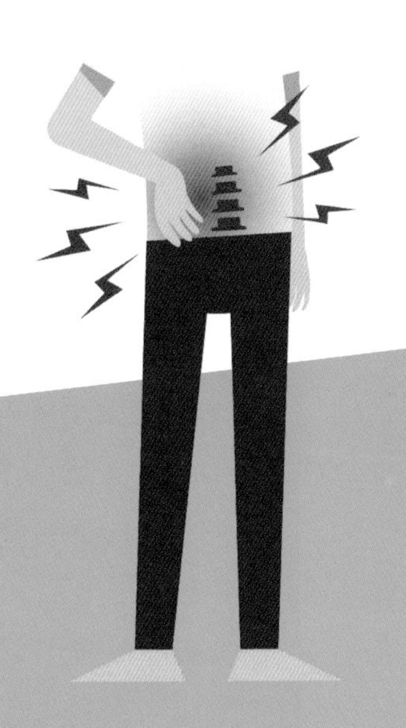

头痛，可能是颈椎引起的

随着手机、平板电脑等各种电子产品充斥在人们的生活中，低头族群体日益增多，一种疾病正悄然无声地混迹在这类人群之中——颈源性头痛。

颈源性头痛是指因颈椎或颈部软组织器质性或功能性损伤所引起的以急慢性、单侧或双侧头部疼痛为主要表现的综合征。

颈椎病为什么会引起头痛

头痛是我们非常常见的一种症状，不论是年轻人还是年纪稍大的人，均有过头痛的经历。如果患有头痛的时间比较短，去医院检查头颅磁共振和脑血管造影，检查结果均显示没有异常，这个时候最先考虑的应该是颈椎病引起的头痛。我们很多人认为颈椎病会引起脖子疼、肩膀疼以及胳膊疼，好像和头痛没有很大关系，其实颈椎病是一大类疾病。

颈椎一共分布有 8 对颈神经。第 1 对、第 2 对、第 3 对颈神经从头的枕部（我们常说的后脑勺部位）直接到颞部（耳朵周围的部位），第 4 对、第 5 对、第 6 对、第 7 对、第 8 对颈神经分布在颈、肩以及上肢部位。大多数颈椎病都是因为第 4 ~ 8 对颈神经出现问题，引起脖子、肩膀不舒服，产生疼痛感。但是还有一些人是第 1 ~ 3 对颈神经出现了问题，这个时候不是表现为胳膊疼、肩膀

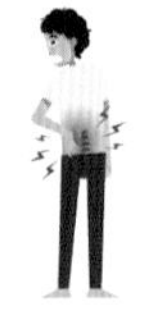

疼，而是表现为头痛。

长期低头看手机、玩电脑，甚至趴在床上看书，这些不良习惯都会对颈椎影响很大，均会引起颈源性头痛。

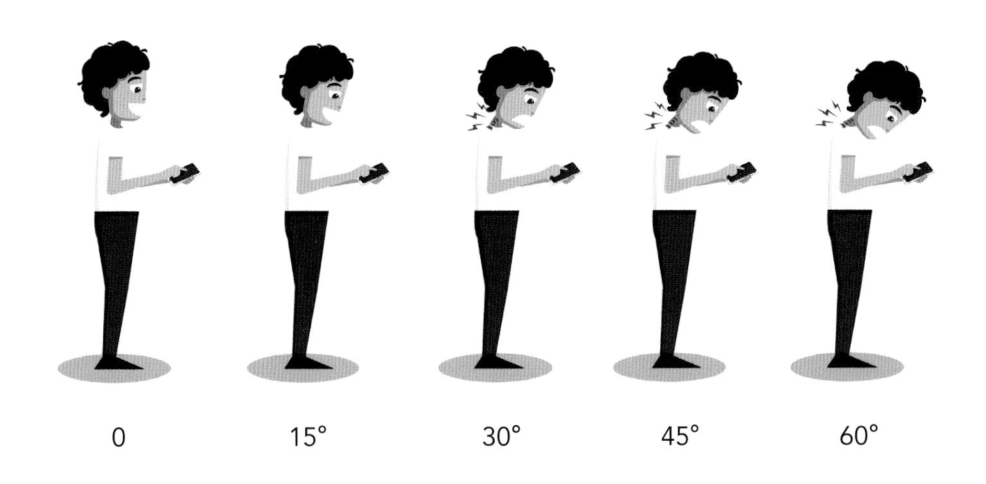

颈源性头痛有哪些临床表现

大多数人都是头部一侧痛，少数人是头部双侧痛，疼痛一直蔓延至颞部、眼睛及眼眶周围，呈搏动性，同时可伴有颈部僵硬、肩背酸胀不适等。颈椎两旁有明显压痛点，疼痛严重时还伴有眼睛胀、涩、畏光等眼部症状。

如何判断为颈源性头痛

具有特征性的诱发缓解因素：如经常低头、熬夜、长时间伏案工作等，会诱发颈源性头痛，休息之后容易缓解。

颈椎影像学相关检查：如做 X 线平片、CT 检查或者 MRI 检查，可发现颈椎生理弯曲消失，甚至出现反弓。

怎么治疗颈源性头痛

颈源性头痛是属于神经痛的一种，其治疗主要是针对颈椎上的颈神经。譬如电灯泡不亮了，有可能是电灯泡坏了，也可能是线路坏了。电灯泡坏了好修，换个灯泡就可以了，但线路坏了就不好修了，必须找到具体根源，是哪根电线的问题。各种神经痛就好比是电灯泡的线路出了问题，我们需要找对颈神经根并进行相应的治疗。

如果患者头痛时间比较短，症状轻，可采取休息、口服非甾体消炎镇痛药、针灸以及按摩等保守治疗缓解症状。

如果患者头痛时间相对比较长，疼痛较顽固，经保守治疗效果不理想或无效，病情反反复复发作，这时可去医院找疼痛专科的医生进行诊治，医生会建议患者做相关的检查（X 线片、CT 以及磁共振）。如果确诊为颈源性头痛，医生一般会提供两种治疗方案，一种方案是在门诊进行神经阻滞治疗。用一根很细的针，把消炎镇痛液注射到病变的神经根处，减轻神经根的炎症与水肿，部分患者疗效非常显著。另一种方案是针对特别顽固的头痛，用上述方法效果不佳，医生会根据导致颈源性头痛不同的病因和位置，采用不同的方法来进行微创介入治疗。用一根很细的穿刺针，把很软的导管置入椎管内病变神经旁，持续给予消炎镇痛药，或者对颈 2 神经根进行射频、对突出压迫刺激神经根的间盘进行等离子气化消融及臭氧注射治疗等。该治疗方式不开刀，出血少，基本无创伤。

其实，要达到长期的治疗和预防效果还是在于我们自己本身改变不良的生活习惯。医生手术做得再好，如果我们仍是长期低头、伏案工作，疾病还会复发，不会有很好的远期效果。譬如说自行车吧，车坏了，师傅修好了，会一辈子不再坏吗？那就看我们之后怎么去维护了，若是好好地去使用这辆车，多上油、勤保养，用心去呵护，那自行车的使用寿命肯定会延长。若不好好珍惜，那我们的这辆“车”一定会很快再坏掉的，对颈椎的保养也是这个理。

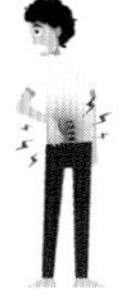

颈源性头痛要如何自我调理

颈源性头痛的调理实际上还是颈椎病的调理，不管是头痛还是颈椎不适都可以用这些方法。

1. 尽量避免长期伏案低头，避免造成颈椎前曲、颈椎反弓的动作。

2. 伏案期间每 40 ~ 60 分钟后就起来活动颈肩部。

3. 锻炼颈部肌肉，做颈椎操。在做颈椎操时一定不要急于转动颈部，首先要放松颈部肌肉，用手揉揉自己的脖子，两手交替揉后枕部 20 次左右，感觉颈部肌肉放松之后再揉自己的肩部。若是直接转动脖子不放松颈部肌肉，容易造成损伤。

颈椎操——“米字操”

左偏、右偏
水平左转
水平右转
前俯
后仰
逆时针旋转 360°
顺时针旋转 360°

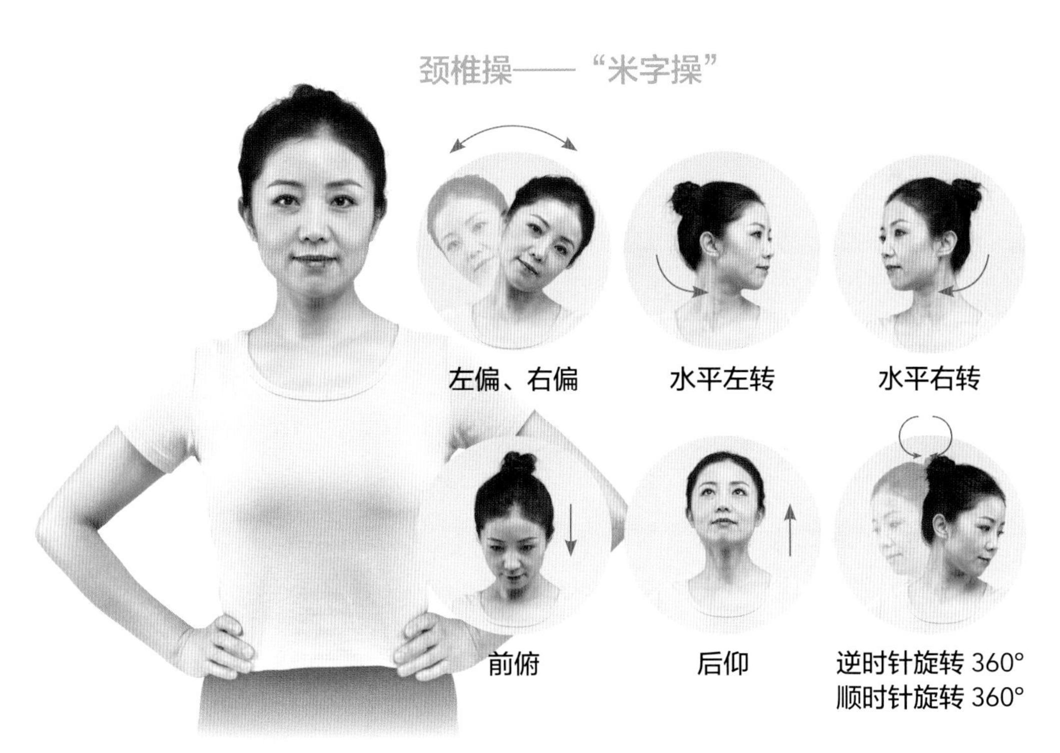

锻炼斜方肌：弯曲一只胳膊，使手置于背后，另一只胳膊也弯曲，使手心置于头顶，然后慢慢向旁边伸脖子侧头。

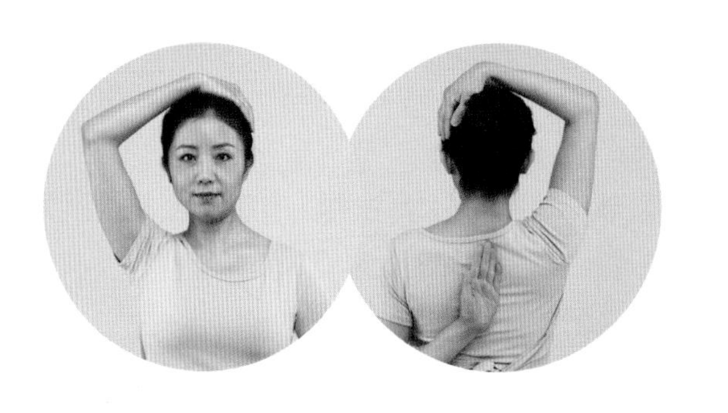

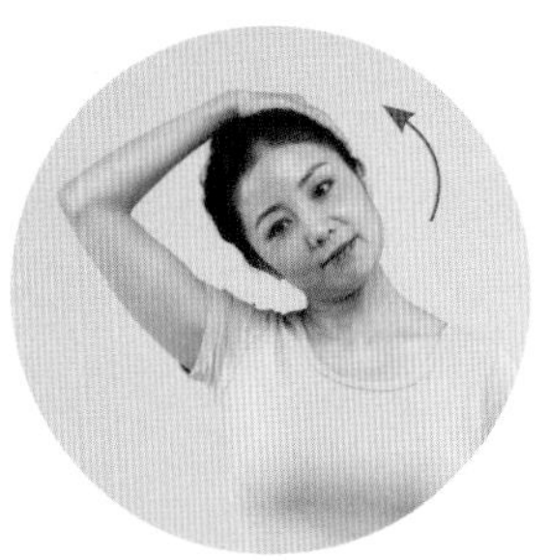

在家看电视时可双手各持一瓶矿泉水，肘部伸直，向两侧平举与肩平齐。多次重复动作，放松颈肩部肌群，起到保健作用。

4. 饮食上的调节。少吃油炸、快餐类食品，多吃粗粮及果蔬，合理的B族维生素摄入及足够的钙质补充是很有必要的。

5. 枕头的选择。不要用太软或太硬的枕头，可选用太空棉慢回弹塑形枕或乳胶枕，或者选择常用的荞麦壳枕头，都对颈椎有较好的保护作用。

6. 多参加户外锻炼，锻炼可促使自身产生内啡肽，缓解疼痛。

7. 若颈椎发生急性损伤应及时治疗，且不可耽误。

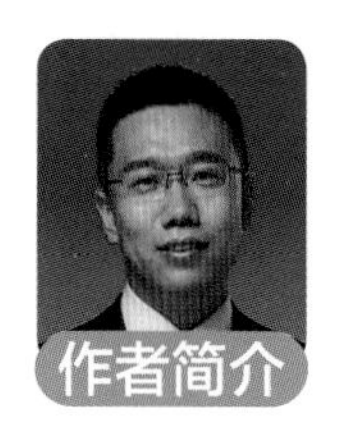

作者简介

杨立强，首都医科大学宣武医院，疼痛科副主任、博士、副教授。中国疼痛康复产业技术创新战略联盟副理事长、中国中医药信息研究会疼痛分会副会长、北京市西城区麻醉与疼痛专委会副主任委员。

为什么醒来就“落枕”了

王先生晨起时颈后部、上背部酸痛，颈项活动不利索，不能自由旋转，不能忍受疼痛，来医院疼痛科就诊。王先生讲述他工作压力大，经常熬夜和低头玩手机，就诊前一晚加班很晚后洗头，没等头发干就钻进被窝睡觉，早晨醒来就出现上述症状。检查时颈部肌肉有触痛，浅层肌肉有痉挛、僵硬，触之有“条索感”。经医生一番诊断后，确定王先生患上了人们常说的“落枕”，“落枕”是因颈部肌肉异常的收缩或痉挛引起。为什么会产生“落枕”？“落枕”以后怎么办？

为什么会“落枕”

发生“落枕”主要原因有 4 点。

肌肉扭伤　如夜间睡眠姿势不良，头颈长时间处于过度偏转的位置；或因睡眠时枕头不合适，枕头过高、过低或过硬，使头颈处于过伸或过屈状态，均可引起颈部一侧肌肉紧张，时间较长即可发生软组织充血、水肿、痉挛，局部产生疼痛不适感、动作明显受限等。

感受风寒　如盛夏贪凉，睡眠时受寒使颈背部气血凝滞，以致

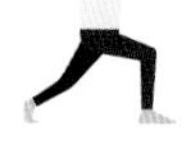

僵硬疼痛，动作不利，转头受限。

颈部外伤 颈部发生外伤可导致肌肉保护性功能下降以及关节扭挫，再加上睡眠时颈部姿势不良，也可导致“落枕”。

既往疼痛 平时就有颈椎病等病史，稍感风寒或睡姿不良，即可引发本病，甚至可反复“落枕”。

“落枕”后怎么办

热敷 采用热水袋、电热手炉、热毛巾及红外线灯照射颈部均可起到止痛作用，若时间充裕可选择洗热水澡，尤其在颈部患处用热水反复冲洗，边洗边用手按摩颈部，效果更佳。

醋敷 取食醋 100g，加热至不烫手为宜，然后用纱布蘸热醋在颈背痛处热敷，可用两块纱布轮换进行，痛处保持湿热感，同时活动颈部，每次 20 分钟，每天 2～3 次，2 天内即可缓解疼痛。

按摩落枕穴 落枕穴又称外劳宫，在手背侧，中指和食指之间，指掌关节后一点的地方。该穴是治疗落枕的特效经验用穴，可以左右手交替自我按摩。

按摩要领 以大拇指揉按穴位，此时头用力前伸，在前下方缓缓缩下头，使下颌向胸骨上窝靠近，颈部肌肉保持松弛，然后将头缓慢地轻轻左右转动，幅度由小逐渐加大，并将颈部逐渐伸直到正常位置，转动时以基本不出现疼痛的最大幅度为限。也可按摩颈部局部疼痛位置，注意动作应轻柔，不宜过重，最好由专业康复医生帮助进行如上操作。

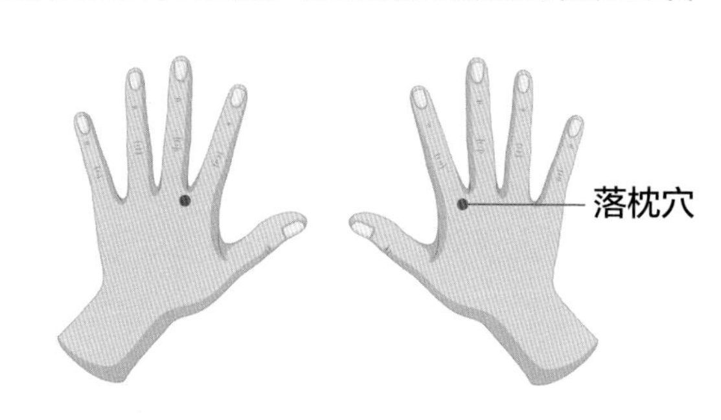

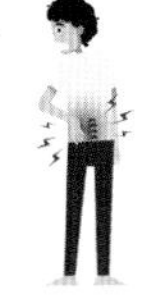

其他方法 针灸治疗本病方法颇多，如针刺、指针、电针、耳穴压丸等治疗方法，拔罐疗法治疗落枕也有很好的效果。

生活中怎样预防“落枕”

用枕适当 最适宜的枕头应该是能支撑颈椎的生理曲线，并保持颈椎的平直。枕头要有弹性，枕芯以热压缩海绵枕芯为宜。若喜欢仰卧，枕头枕芯处的高度为8cm左右；若喜欢侧卧，枕头枕芯处的高度为10cm左右。仰卧位时，枕头的下缘最好垫在肩胛骨的上缘，不能使颈部脱空。

颈部保暖 颈部受寒冷刺激会使肌肉和血管痉挛，加重颈部疼痛。在秋冬季节，最好穿高领衣服；天气稍热，夜间睡眠时应注意防止颈肩部受凉；炎热季节，室内空调温度不能太低，并注意不要直接坐在空调下工作和学习，若怀疑落枕导致颈肩痛时，应在肩膀上披上衣物，以防受凉加剧疼痛。

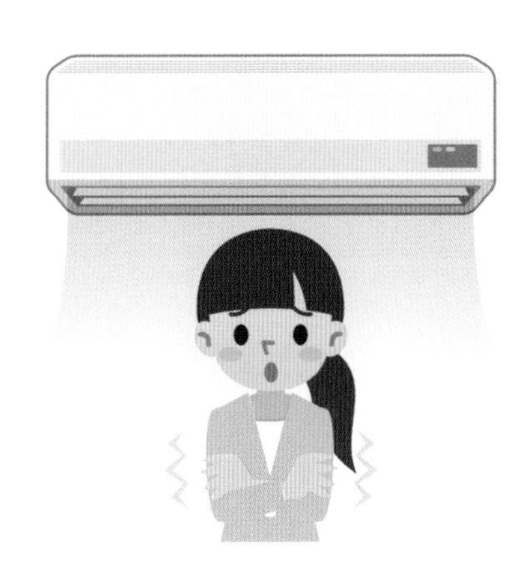

姿势正确 良好的姿势能减少劳累，避免损伤。低头时间过长，使肌肉疲劳，颈椎间盘出现老化，并出现慢性劳损，会继发一系列症状。最佳的伏案工作姿势是颈部保持正直，微微地前倾，不要扭转、倾斜；工作持续时间超过 1 小时，应该休息几分钟，做些颈部运动或按摩。不宜头靠在床头或沙发扶手上看书、看电视。

避免损伤 颈部的损伤也会诱发本病，除了注意姿势以外，乘坐快速的交通工具，遇到急刹车，头部向前冲去，会发生“挥鞭样”损伤。因此，要注意保护自己，不要在车上打瞌睡，在座位上时可适当地扭转身体，侧面向前；运动时，要注意保护颈部，避免颈椎损伤；颈椎病急性发作时，要减少颈椎活动，尤其要避免快速地转头，必要时用颈托保护。

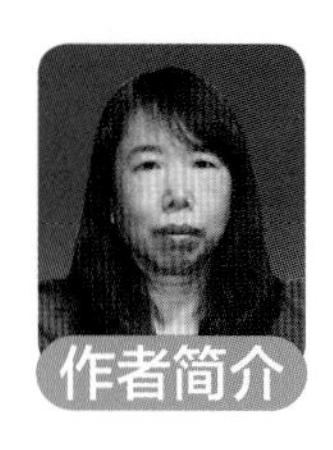
作者简介

韩冲芳，山西医学科学院山西大医院，疼痛科主任、硕士研究生导师，山西医科大学麻醉学系副主任。

肩痛不一定都是“五十肩”

我们的肩膀包含骨与关节、肌肉、肌腱、韧带、滑囊及间隙等结构组织，任何一个零件出现损伤都会导致肩痛和功能障碍。除了肩关节周围炎（我们常说的“五十肩”）之外，滑囊炎、腱鞘炎、关节不稳、肌腱撕裂、盂唇损伤等都有可能是肩痛的始作俑者。让我们看看到底哪些疾病会引起肩部疼痛。

关节炎症与损伤

肩关节周围炎

肩关节周围炎简称肩周炎，又叫“五十肩”，是发生于肩关节囊及其周围韧带、肌腱和滑囊的慢性炎症。

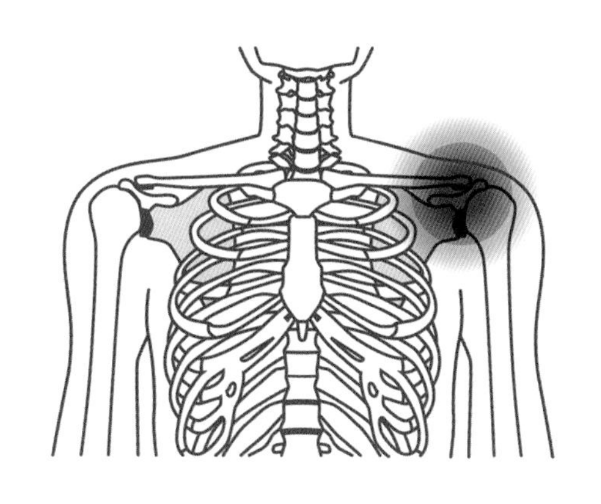

肩周炎最常见的病因是盂肱关节炎。盂肱关节炎多发生在 50 岁以上中老年人群中，症状以逐渐出现的肩疼和活动度下降为特征。

还有一类不常见的肩周炎——肩锁关节炎，肩锁关节炎则多发生在一些长期托举重物的劳动者或者肩顶部受过剧烈冲撞的运动员身上。若发生肩锁关节炎，可用手沿着锁骨向肩膀的方向摸索，在肩膀的外上方肩锁关节处就能发现明显的压痛点。

滑囊炎

肩膀周围大大小小加起来有十几个滑囊，它们就像装着少许水的薄塑料袋，分散在骨头和肌肉或者肌肉和肌肉之间，发挥着缓冲和润滑的重要作用。此外，在肌肉之间还有一些小小的间隙，就像家里摆满家具后，家具之间间隔的小空间一样。

滑囊和间隙平时体积很小，是团队中任劳任怨且默默无闻的"蓝领工人"，可一旦因过劳损伤或寒冷刺激，里面就会生出大量炎性渗出液，这些炎性因子正是引起滑囊炎，造成肩部疼痛的罪魁祸首。因为夜里人们不太改变体位，这些炎性液体更容易沉积在滑囊和关节里，这也是肩痛往往在夜间格外严重的原因。治疗滑囊炎主要靠口服和（或）外敷非甾体消炎镇痛药，当然，最迅速有效的办法就是在超声引导下准确地在滑囊里注射激素，此治疗方法非常适合夜间有剧烈静止疼痛、可能发生继发性粘连的患者。

肩胛盂缘上唇自前向后的撕脱，又叫 SLAP 损伤

所有的关节至少有 2 个面，就像凹面的帽子和凸面的脑袋，两者嵌合才能进行不同方向的活动。盂肱关节的"脑袋"是肱骨头，"帽子"是肩胛骨上的关节盂。为了满足"大圆脑袋"肱骨头四面八方各个角度的频繁活动，人体就在又小又浅的肩胛盂骨面上为自己长了一圈外厚内浅的纤维软骨层，也就是盂唇来加深关节窝，控制"大脑袋"肱骨头别跑偏。若长期过度使用，比如手臂总是做投掷等动作，或者遭遇汽车安全带突然暴力牵拉等外伤时，会出现盂唇从前向后的撕裂并导致肩痛，这就是 SLAP（英文全称为 superior labrum anterior and posterior）损伤，情况严重时，SLAP 损伤是需要在关节镜下修补的。

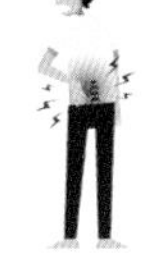

肌肉和肌腱损伤

因为盂肱关节不平衡的小帽子和大脑袋组合，肩部众多既负责运动又保证稳定的肌肉肌腱就成了劳苦功高的“重臣”，但这些“重臣”往往是伤痕累累，如过度使用盂肱关节或外伤撞击关节造成劳损和伤病。除了暴力造成的肌肉撕裂，大多数损伤都发生在肌肉的起止部分——肌腱，就是我们常说的“筋”，肌腱主要的损伤包括不同程度的撕裂和肌腱（或腱鞘）的炎症。在肩部肌肉肌腱里功能强大，也最容易光荣负伤的队员就是冈上肌和肱二头肌长头肌肌腱。

冈上肌损伤 负责肩部各方向运动的肌肉有 4 块即肩胛下肌、冈上肌、冈下肌和小圆肌，他们像套袖般围成一圈牢牢包住盂肱关节，确保后者的活动度和稳定性。其中最容易损伤的是冈上肌，冈上肌主要负责肩膀的外展，而它头顶上恰好有一块凸起的肩胛骨——喙突，俩邻居在工作中总是碰来撞去时有摩擦，日复一日，相对柔嫩的冈上肌便吃了亏，要么会发生钙化性炎症，要么干脆发生半层甚至全层冈上肌撕裂。冈上肌钙化引起的疼痛非常剧烈，在超声下很容易诊断，经过抽吸和理疗后就能迅速缓解，而严重的冈上肌撕裂是需要在关节镜下修补的。

肱二头肌长头肌肌腱损伤 肱二头肌是位于肩膀和上臂前侧的一块长短双头肌，当胳膊向不同方向运动时，肱二头肌长头肌肌腱需要在一个骨性小沟里不停地上下滑动，所以比较容易发生肌腱炎、腱鞘炎和肌腱撕裂，这些是引起肩前侧疼痛及功能障碍的常见原因。倘若肱二头肌发生了断裂，上臂会出现看似与健美运动员上臂差不多的隆起，于是有了个令人啼笑皆非的名字“大力水手征”。

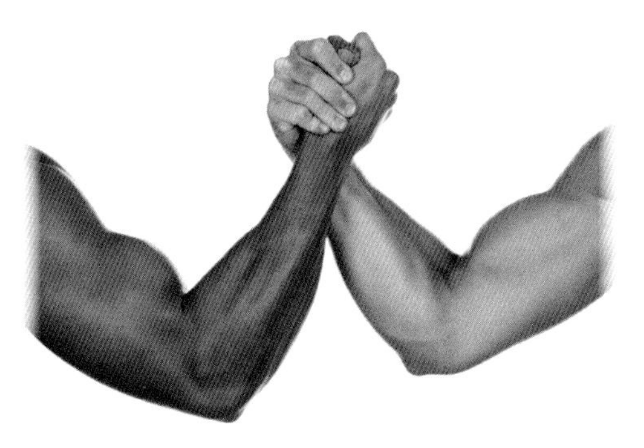

大力水手征

总之，“肩痛就是肩周炎”虽未见得是错误诊断，但一定是没有诊疗意义的落伍说法。如果发生难以缓解的剧烈肩痛，特别是出现肩膀的活动受限，应该到医院及时就诊，进行超声、X线或者磁共振检查，明确病因。

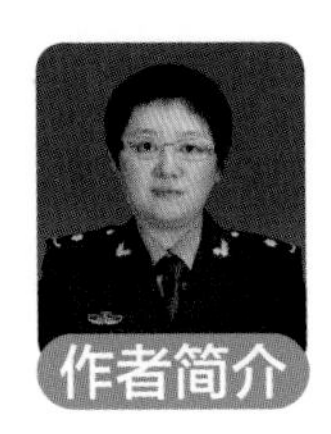

杨静，中国人民解放军总医院第一医学中心，麻醉手术中心副主任医师、博士。美国克利夫兰医学中心博士后、中国医师协会疼痛学分会神经病理性疼痛学组青年委员、中西医结合学会麻醉学分会青年委员。

颈肩疼痛伴消瘦要警惕

日常生活中颈肩痛很常见，人们一般会想到颈椎病、肩周炎等常见疾病，但也要警惕潜伏的致命疾病——肿瘤。

老李，60 多岁，身体一向硬朗，1 个月前无缘无故出现右肩和背部有些酸痛不适，经推拿、按摩和针灸等处理，疼痛虽然有所缓解，但很快又加重，特别是夜间更加明显，1 个月过去了，肩膀疼得抬不起来，身体也逐渐消瘦，在儿子的陪同下来到疼痛科，经过询问和详细检查，考虑并不像颈椎病和肩周炎，做了胸部 CT 检查，结果发现他的右肺尖部有一块鸡蛋大小的肿瘤，诊断为肺癌，进行手术等治疗。

陈女士，30 岁，喜欢运动，平时身体状况很好，一个多月前咳嗽引起肩颈部疼痛，疼痛时有时无，低头的时候较为明显，按摩和休息也不见缓解，体重下降，一直未引起重视，10 天前感觉疼痛逐渐加重并出现双手麻木的感觉，于是来疼痛科门诊，经检查发现椎管内长有一个肿瘤并造成脊髓的部分压迫。

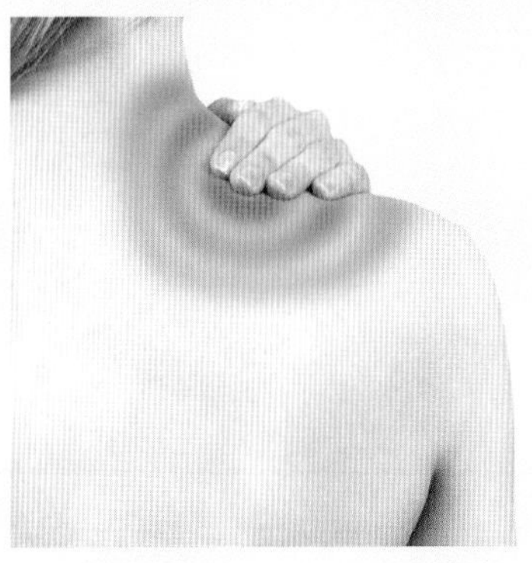

我们常患的颈肩疼痛虽不易根治，但并非是要命的疾病，经过保守治疗，大部分患者都能正常工作和生活，但如果是肿瘤未及时发现而误诊误治，错过了肿瘤早期发现、早期治疗的最佳时机，可能会导致不良后果，而且后果往往比较严重。因此，日常生活中，无论是医生还是患者本人都要对颈肩疼痛保持高度警惕，尽量避免误诊和漏诊情况的发生。

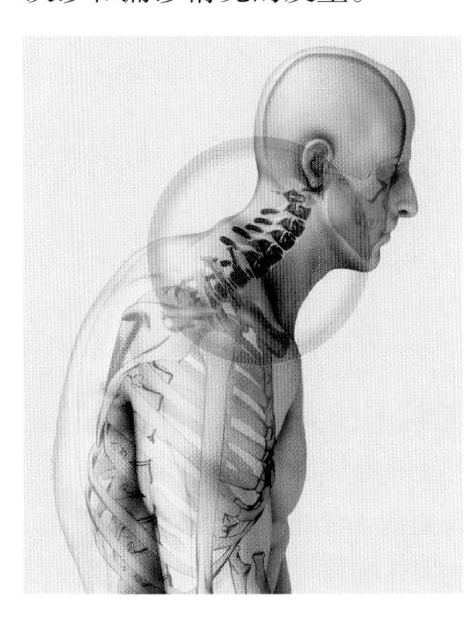

目前在临床上，可以通过肿瘤标志物检测、X线片、CT、MRI以及穿刺活检病理检查等有效的诊断方法筛查或明确肿瘤可能，一旦确诊，应尽早积极治疗。当然，大家也不用过分担心，毕竟肿瘤在导致颈肩痛的原因中属于发生率比较低的疾病，如何早期发现这个潜伏的“杀手”呢？这就需要了解骨肿瘤的类型和其导致颈肩疼痛的特点。

良性骨肿瘤特点

良性骨肿瘤可引起疼痛，其主要原因是局部增大的肿块刺激和压迫周围组织引起。特点是发展比较慢，局部可能触摸到肿块，有些患者可能长期无疼痛或轻度疼痛，只有偶尔体检时才被发现，因为症状较轻，良性肿瘤很容易误诊和漏诊。

良性肿瘤包括骨瘤、骨样骨瘤、骨软骨瘤、成软骨细胞瘤等。

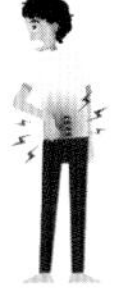

恶性骨肿瘤特点

恶性骨肿瘤引起的疼痛主要是因为颈肩部骨质受到破坏，而非肿瘤压迫周围组织所致，包括原发肿瘤和别处肿瘤转移到骨质处。

原发的恶性骨肿瘤：骨肉瘤、骨旁骨肉瘤、尤文肉瘤、软骨肉瘤、脊索瘤以及骨髓瘤等。

转移的恶性骨肿瘤：前列腺癌、乳腺癌、肺癌以及甲状腺癌等。

肺癌骨转移的发生率为 30% ~ 64%，晚期乳腺癌约 70% 会发生骨转移。因此颈肩痛最要警惕的是肺癌和乳腺癌的骨转移。

还有一种特殊类型的肺部肿瘤很容易引起颈肩痛，即发生在肺尖部的恶性肿瘤，医学上称为肺上沟瘤，虽然该肿瘤在肺癌患病人数中不足 5%，但它常常侵犯第 1 肋骨、颈部的血管和神经、椎体以及胸廓入口等部位，不断发展的肿瘤组织压迫或侵犯颈部相关的神经时，就会出现腋下、上肢内侧等处的烧灼样疼痛，夜间更加明显，如果神经受压严重，也会影响肩部和上肢的活动。与其他肺癌不同的是，肺上沟瘤患者很少出现咳嗽、痰中带血、胸痛、胸闷、气急等常见肺癌症状，很容易被误诊误治。

肿瘤疼痛特点

疼痛是脊柱肿瘤患者最常见、最主要的症状，在恶性肿瘤患者中，脊柱转移发生率为 10% ~ 15%。不少患者就诊往往是由于剧烈背痛，继而被检查出转移性骨肿瘤。

脊柱肿瘤所引起的疼痛一般具有以下三个特点：

◆疼痛剧烈，难以忍受。

◆夜间痛　脊柱肿瘤引起的腰背疼痛夜间会比白天痛得厉害。因为脊柱肿瘤不管夜间、白天都在生长，到了夜间人体受的干扰刺激减少，这种疼痛就更加敏感。偶有爆发性疼痛发作，经按摩等治疗手段镇痛效果不佳或容易反复。

◆**活动后加重** 容易出现脊柱不稳和病理性骨折，活动时疼痛加重，卧床后也不会好转。

除了疼痛，伴以下症状更要警惕

出现体重降低 由于肿瘤是一种消耗性疾病，大多数患者会伴随消瘦的症状（近期不明原因体重减轻 10% 以上）。营养不良和体重降低是恶性肿瘤患者常见的并发症，部分患者甚至可能出现明显的恶病质表现，如食欲减退、体重降低、疲劳、水肿等症状，并伴随肌肉或脂肪组织的消耗。

出现带状疱疹 有研究数据表明带状疱疹在正常人的发病率为 0.22%～0.26%，年龄越大，发病率越高，恶性肿瘤患者中带状疱疹发病率为 2.05%～2.58%，约为正常人群的 10 倍。

所以如果疼痛合并明显消瘦、低烧、带状疱疹、莫名骨折、持续干咳、大便习惯及性状改变、颈部或腋窝摸到包块等症状更要警惕。

肿瘤无小事，关键在于早期发现和早期治疗，希望做到全民警惕，让我们一起努力，远离肿瘤，远离红色炸弹。

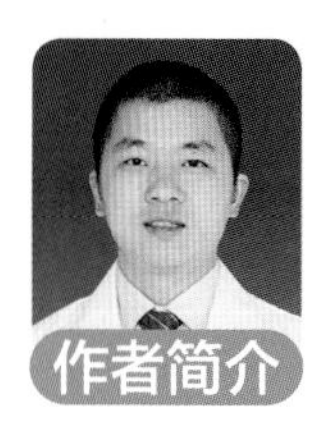
作者简介

蔡昀方，浙江省肿瘤医院，麻醉疼痛科主治医师。

慢性胸痛
常见原因有哪些

王阿姨今年 66 岁了，自从去年冬天去菜市场买菜不小心闪了一下肩膀后，右侧胸部一直隐隐作痛 2 个月，去了市里的几家大医院检查，发现心脏没问题，肺也没问题，食管和胃也都没问题，那王阿姨这胸部疼痛到底是怎么回事?

排除脏器病变，让我们来了解一下，导致胸部常见慢性疼痛的主要原因有哪些?

人体的胸廓是由胸椎、12 对肋骨和肋软骨与胸骨借助软骨、韧带围成的结构。在胸廓里面有心脏、气管、支气管、食管以及胸腺等重要器官，还有各种神经、血管、淋巴、肌肉以及筋膜等结构，这些结构若出现问题也会造成慢性胸部疼痛。

肋间神经痛

人体一共有胸神经 12 对，胸神经前 11 对的前支进入肋间，位于肋间内、外侧肌之间，肋间动脉之下，称之为肋间神经。第 12 对胸神经前支位于第 12 肋下，被称为肋下神经。如果把神经纤维比作电线，神经纤维的髓鞘受侵犯脱落就像电线的绝缘层受到腐蚀，出现短路，若是修补不及时，电线就会老化，时间越长越难修复。患者就会反复出现电击样或烧灼样的疼痛不适感，甚至部分神经轴突裸露，连触摸皮肤这样轻微的刺激都会产生疼痛的感觉。如果胸背部沿肋骨间隙向斜前下至胸腹前壁中线带状区出现疼痛，那很有可能是肋间神经痛。

肌筋膜炎

如果不小心受凉、长期疲劳、受到外伤或睡眠姿势不当等，胸背部可能会出现疼痛，这种疼痛多以酸痛不适感为主，往往是由于肌筋膜炎所致。如果把肋间神经比作是电线，那肌肉筋膜就好比是房屋的外墙，如果外墙年久失修，很有可能一有风吹草动，屋子里就叮当乱响。当胸背部的肌肉和筋膜发生慢性损伤、劳损或者急性损伤后迁延成的慢性损伤长期不愈，再加上风寒等不良刺激，就会反复出现持续或间断慢性肌肉疼痛、酸软无力等症状。不过肌筋膜炎通过腰背肌的锻炼，比较容易被治愈。

胸锁关节炎

如果疼痛出现在胸骨与锁骨连接的位置，尤其是可以明显看到关节处有隆起，那可能是胸锁关节的问题了。胸锁关节是上肢和躯干相连接的唯一关节，是整个上肢的基点，连接着上肢骨骼和中轴骨。该关节面呈倾斜状态且活动频繁，反复的上臂运动产生摩擦，容易造成胸锁关节炎。表现为胸锁关节区疼痛，这种疼痛主要表现为静息痛，若有上肢负重或者是做环转运动时，疼痛会表现为加重，关节活动时有异响，胸锁关节炎较重时胸锁关节局部增生。

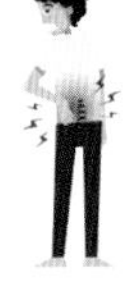

颈源性胸痛

随着现在工作和生活方式发生改变，伏案工作的人群越来越多，手机、平板电脑不离手，患颈椎病人群也越来越多，而颈神经有一个分支，称为胸长神经，它由颈 5 ~ 7 神经根组成，当椎间盘突出或嵌压时刺激胸长神经可出现胸壁疼痛，当发生在左侧时，出现的胸痛类似于心绞痛。所以，当发生胸痛、胸闷等不适，同时伴随着颈肩部的酸痛不适感、上肢的麻木疼痛以及头晕等症状，那可能是我们的颈椎在作怪。

交感源性胸痛

颈部交感神经调节心脏的搏动和收缩力，控制冠状动脉的收缩和舒张，还传导心脏因缺血引起的疼痛。如果在胸痛的时候经常伴有心慌、心脏过早搏动、出汗、胸口不适以及抑郁等症状，但反复检查心脏没有问题，那就可能是颈部交感神经在作怪。

心理因素性胸痛

我们身边也有不少人，去医院检查心、肝、脾、肺、肾一点问题也没有，但就是胸痛，没事的时候还经常叹气，越是找不到病因，疼痛越是不缓解。那我们可能就要考虑一下这样的人是不是有心理因素在作怪了。这样的患者多以女性多见，临床症状不典型，多伴有乏力、睡眠障碍、腹痛、胸痛、胸闷、头晕、头痛、感觉焦虑和抑郁以及咳嗽等症状，有些患者可能伴有心血管等相关疾病，但症状与病变不符，这样就需要行冠状动脉造影检查或胸部 CT 等检查才可最终明确诊断。此类患者普遍有焦虑和抑郁等心理障碍，而胸痛是焦虑和抑郁患者常见的临床症状。这样的患者所处的社会环境、家庭生活、工作压力、个人的性格特征及应对事物的方式都会对疾病产生影响，长期的疼痛未得到有效控制会加重情感障碍，而情感障碍也会加重患者疼痛的症状。

不过胸痛是一个较为复杂的疾病，也是很多疾病共有的一个症状，如果我们自己无法辨别胸痛的原因和性质，建议还是尽早到医院进行确诊，以免延误病情。

后来王阿姨到疼痛科进行了仔细的检查，医生考虑是肋间神经痛，经过肋间神经射频治疗以后，王阿姨的胸痛完全消除了，王阿姨又能像以前那样自己去菜市场买菜了。

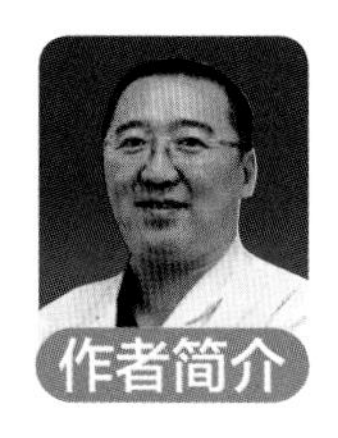

黄明，中国人民解放军北部战区总医院，疼痛科主任、副主任医师。中国医师协会疼痛科医师分会脊柱疼痛微创专科委员、中华医学会疼痛学分会青年委员会委员、中华医学会疼痛学分会神经病理学组委员、中华医学会辽宁省疼痛学分会副主任委员。

腰椎间盘突出为什么会腿痛

王爷爷的腿又痛了，伴有麻木感，走路也受到影响。王爷爷去医院疼痛科就诊，经过仔细的问诊、查体，做了腰椎 X 线片和磁共振检查，诊断为腰椎间盘突出症。什么是腰椎间盘突出症？腰不好不是应该腰痛吗，可是王爷爷怎么腿又痛又麻呢？我们来逐一和您解释清楚。

认识腰椎

腰椎从上至下，由 5 块腰椎骨组成，5 块腰椎骨（腰 1、腰 2、腰 3、腰 4、腰 5）是整个脊柱中最强壮的，为什么呢？腰 1 的上面排列着 12 块胸椎骨、7 块颈椎骨，还有宝贵的头颅，5 块腰椎骨比颈椎、胸椎承担了更大的垂直压力，所以腰椎椎体的体积比颈椎、胸椎的体积要大。

正常的腰椎本身有一个向前的生理弧度，我们称为腰曲。当生理弧度有减小或者消失的时候，我们的腰部将会有不适或疼痛。

认识腰椎间盘

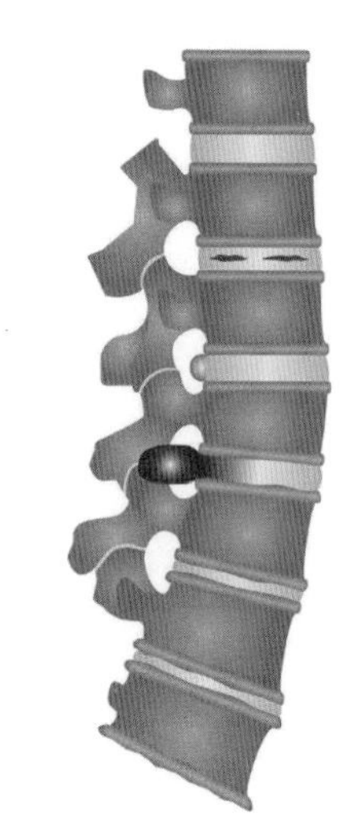

在腰椎骨与骨之间有腰椎间盘衬垫，椎间盘如同缓震器，保护着腰椎，防止骨与骨之间互相接触。椎间盘是由上下软骨终板、中心的髓核及四周的纤维环构成，其中的髓核为胶冻状，有丰富的蛋白多糖，具有弹性和膨胀性。

如果没有椎间盘，腰椎的椎骨与椎骨直接挨在一起，磨损后会出现损伤，造成腰部的活动受限与疼痛。在实际生活中，随着年龄的增长，腰椎间盘的结构老化，髓核的含水量与蛋白多糖含量下降，胶原纤维增多，髓核失去弹性，椎间盘纤维环的各层纤维互相摩擦，也会逐渐失去弹性，最后纤维破裂，一系列变化导致椎间盘弹性和抗负荷能力减退，椎间盘的退变是腰痛的主要原因之一。

认识腰椎韧带

腰椎骨旁边有 5 条韧带：前纵韧带、后纵韧带、黄韧带、棘间韧带、棘上韧带。如果把上下腰椎骨与它们中间的椎间盘比喻成上下积木和中间连接的软糖，那么这 5 条韧带就像橡皮筋一样一前一后把这些积木与软糖牢牢地绑在一起，形成相对稳固的整体结构，这样在日常活动或者体育竞赛中，不会轻易因为剧烈的运动而导致腰椎的错位和滑脱。有缓震功能的腰椎间盘和像橡皮筋一样的韧带，可以很好地保护腰椎不受损伤。

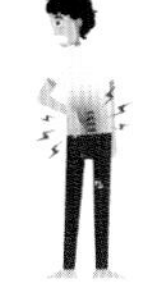

随着年龄老化，韧带也会出现不同程度的钙化（又叫骨化），如果恰好卡压周围的小神经，同样会产生腰痛。

认识腰椎神经

腰椎的中心有一条从上而下的孔道，我们称为椎管，椎管的作用就是负责保护重要角色的安全，而脊髓正是椎管中这一重要角色。脊髓是身体最重要的中枢神经，它从椎管中走行，负责手脚的活动和知觉。

在成年人，脊髓下端一般终止于腰 1 椎体下缘或腰 2 椎体上缘，再往下，腰、骶以及尾部的脊神经根，围绕终丝集聚成束丝呈垂直下降，因为长得像马尾巴，所以得名为“cauda equine”，即拉丁语马尾的意思。

腰椎间盘突出引发下肢疼痛

脊髓全长共发出 31 对脊神经，沿脊髓长轴两侧分布，其中腰神经 5 对。椎管中央的马尾神经左右分支，这些分支的神经束称为神经根，腰椎有 5 对神经根。大腿肌肉前面是股神经，后面是坐骨神经，坐骨神经往下延伸一直影响到小腿甚至足底。当腰椎间盘向后突出，一旦压迫到不同部位的神经根，就有可能引起下肢不同部位的疼痛或者酸、麻、胀以及乏力的感觉，就叫做腰椎间盘突出症。

腰椎间盘突出症会引起疼痛等不适感，是因为：

首先，破裂的椎间盘组织产生化学性物质，使用此“化学性武器”直接刺激神经根或通过自身免疫反应使神经根发生炎症。

其次，突出的椎间盘髓核通过机械压迫或牵张已发生炎症的神经根，使静脉回流受阻，进一步增加水肿。

最后，当神经根被长时间压迫，会导致神经所处部位缺血缺氧，神经发生变性。这时候，不但最细的痛觉神经纤维受损伤，产生疼痛感觉，较粗的触压觉神经纤维也会受损，牵扯到腿部产生麻木感觉。所以说，当腿出现麻木感，证明神经损伤得更为严重，应及时就医。

所以当下肢疼痛的时候，医生除了考虑腿部疾病，还需要通过查体和影像学检查来考虑腰部有无神经根受压或者受刺激的问题。

小知识 由于腰椎间盘突出的形态复杂程度不一，所以在医学上还有几个名字，比如，腰椎间盘纤维环破裂症、髓核突出、髓核脱出、椎间盘破裂以及椎间盘脱出等。

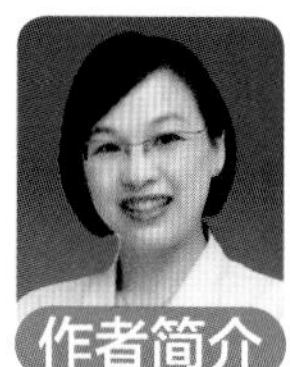
作者简介

冯智英，浙江大学医学院附属第一医院，疼痛科主任，主任医师，博士 MD&PhD，硕士生导师。浙江省医学会疼痛学分会常委、浙江省医学会麻醉学分会委员、浙江省医师协会麻醉学分会常委兼总干事、浙江省中西医结合学会科普委员。

为什么腰 4 ~ 5 和腰 5 骶 1 椎间盘容易突出

腰椎间盘突出主要是因为腰椎间盘各部分（髓核、纤维环及软骨板），尤其是髓核有不同程度的退行性改变后，在外力因素的作用下，椎间盘的纤维环破裂，髓核组织从破裂之处突出（或脱出）于后方或椎管内，导致相邻脊神经根遭受刺激或压迫，从而产生腰部疼痛，一侧下肢或双下肢出现麻木、疼痛等一系列临床症状。

腰椎间盘突出症是引起腰腿痛的主要原因之一，发病率约占门诊腰腿痛就诊患者的 15%，男性多于女性，约 80% 发生在青壮年期。腰椎间盘突出症以腰 4 ~ 5 和腰 5 骶 1 椎间盘发病率最高，约占 95%，这是为什么？

为什么腰 4 ~ 5 和腰 5 骶 1 椎间盘更容易突出

因为这个部位，一般是躯体和下肢的连接部位，通常受力比较大，活动度也较大，特别是反复的弯腰活动或者是腰部过度的负重以后，很容易导致腰 4 ~ 5 和腰 5 骶 1 部位的椎间盘受到挤压，从而引起纤维环的破裂，导致内部的髓核突出。所以临床上比较常见的腰椎间盘突出常发生在腰 4 ~ 5 和腰 5 骶 1 部位。

腰 4～5 和腰 5 骶 1 椎间盘突出主要症状有哪些

腰痛 主要在下腰部或腰骶部。当纤维环完整时疼痛多表现为慢性钝痛，当纤维环破裂、髓核突出时疼痛多表现为急性剧痛。发生腰背痛主要原因是突出的椎间盘刺激了外层纤维环及后纵韧带中的窦椎神经，或较大的椎间盘刺激了硬膜囊。

下肢疼痛 疼痛多呈放射性，由臀部、大腿后外侧、小腿外侧至足背或由臀部、大腿后侧、小腿后侧至足底。这是由于突出的椎间盘压迫或间盘碎裂溢出物质刺激神经根，造成神经根的充血、水肿、渗出等炎症反应。下腹部或大腿前侧痛多因高位腰椎间盘突出时，突出的间盘压迫腰 1 神经根、腰 2 神经根以及腰 3 神经根所引起。

间歇性跛行 患者行走距离增多时引起腰背痛或不适，同时患肢出现疼痛、麻木或原有疼痛、麻木症状加重，蹲位或卧位片刻症状逐渐缓解。这是由于行走时椎管内受阻的静脉丛逐渐充血，加重了神经根的充血程度，引起疼痛加重。

患肢发凉 骶 1 神经根受累较腰 5 神经根受累更易引起患肢皮肤温度降低，足趾远端皮肤发凉更显著，这是因为突出的椎间盘刺激了椎旁的交感神经纤维，反射性引起下肢血管壁收缩所致。

治疗腰椎间盘突出除手术外的其他方法

大多数腰椎间盘突出症患者可以经非手术治疗缓解或治愈。其治疗原理并非将退变突出的椎间盘组织回复原位，而是改变椎间盘组织与受压神经根的相对位置或部分回纳，减轻对神经根的压迫，松解神经根的粘连，消除神经根的炎症，从而缓解症状。

绝对卧床休息 初次发作时，应严格卧床休息，需要注意的是

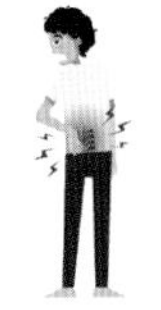

大、小便均不应下床，也不应有坐起的动作，这样才能达到缓解症状的效果。卧床休息 3 周后可以在佩戴腰围保护用具的情况下起床活动，3 个月内不做弯腰持物动作。

牵引治疗 采用骨盆牵引术，可以增加椎间隙宽度，减少椎间盘内压，促进椎间盘突出部分回纳，减轻对神经根的刺激和压迫，牵引治疗需要在专业医生指导下进行。

推拿、按摩 可缓解肌肉痉挛，减轻椎间盘内压力。但注意暴力推拿、按摩可以导致病情加重，操作时应慎重。

选择性神经根注射治疗 皮质激素是一种长效抗炎剂，可以减轻神经根周围炎症和粘连。一般采用长效皮质类固醇制剂和 2% 利多卡因在病变神经根注射。

微创神经介入术 通过在 X 线或者 CT 监视下，穿刺针进入病变部位，应用射频或臭氧消融的方法将突出部分髓核减小，减轻神经根周围炎症和粘连，从而减轻椎间盘内压力，达到缓解症状的目的。因为该治疗方法创伤小，且打一针即可，适合于大多数椎间盘突出的患者，不适合合并腰椎管骨性狭窄症的患者。

患有腰椎间盘突出症，生活中应该怎么办

◆纠正坐姿，避免久站久坐；

◆运动时佩戴护腰用具；

◆加强腰背肌锻炼，如做广播体操、平板支持（急性期不可做）；

◆注意腰部保暖。

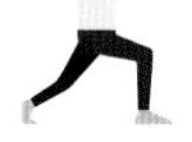

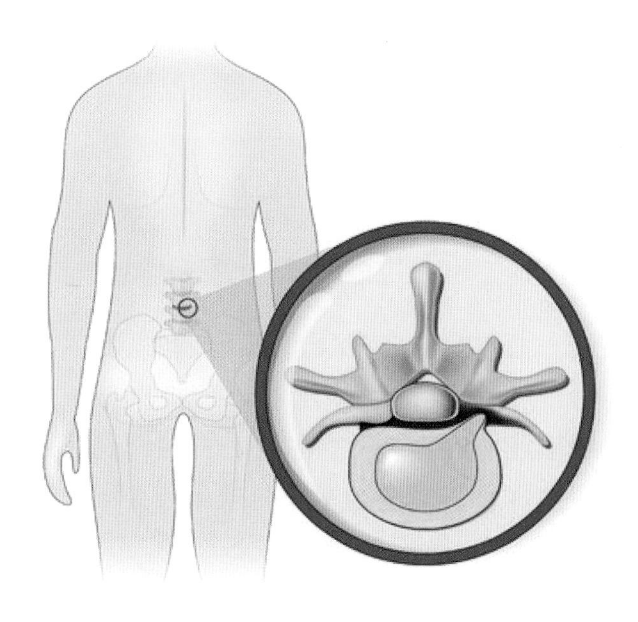

椎间盘突出压迫神经部位

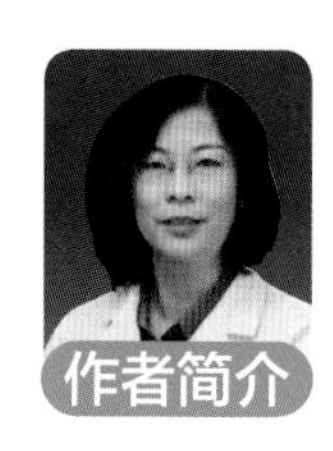

李娟红，首都医科大学附属北京世纪坛医院，疼痛科主任医师。

腰痛是腰椎间盘突出还是腰肌劳损

腰痛是指下腰、腰骶和臀骶等部位的疼痛，可伴有一侧或两侧下肢的放射痛或牵涉痛，所以习惯上又称为腰腿痛。现在随着工作性质改变与生活节奏加快，无论是重体力劳动者、白领还是出租车司机、学生，均容易反复出现腰痛的现象。据统计，超过75%的人一生中要经历不同程度的腰痛，这对人们的生活和工作产生了很大的影响。引起腰痛的病因有很多种，其中最容易出现混淆的就是腰椎间盘突出症和腰肌劳损。

现在很多人只要一腰痛就以为自己得了腰椎间盘突出症，其实并不尽然，多数人日常所体验到的腰痛属于腰肌劳损的范畴，跟椎间盘突出没有任何关系。

腰椎间盘突出症是腰椎间盘髓核向外突出压迫伴有炎症的神经而引发或加剧疼痛，而腰肌劳损是腰部肌肉及其附着点筋膜或骨膜的无菌性炎症。这是两种疾病，但可能同时存在，临床上以腰肌劳损更常见。如果长时间得不到有效的治疗，就会降低肌肉和软组织对腰椎的保护作用，从而引发椎间盘的病变。而如果腰椎间盘突出导致腰部姿势发生改变，也可能引起腰肌劳损，或者使既有的腰肌劳损加重。

那么，当出现腰痛时，我们该如何判断是腰椎间盘突出还是腰肌劳损呢？我们可以从几个方面进行具体区分。

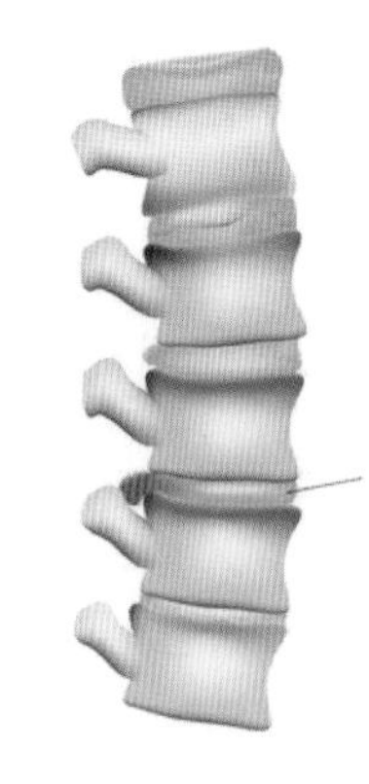

通过“病史”比较

腰椎间盘突出　多与外伤有关，往往是急性发作，常有慢性腰痛病史。

腰肌劳损　起病缓慢，病史较长。

通过“好发人群”比较

腰椎间盘突出　一般发生在 20～40 岁之间，青壮年发病比例约占 80%。多见于男性，过于肥胖或过于瘦弱的人易发生腰椎间盘突出；劳动强度较大、常伏案工作及经常站立的人员等也较多见。

腰肌劳损　重体力劳动者腰扭伤，若没有及时治疗或处理不当，会引起腰肌劳损；运动员或长期从事剧烈运动的人群，在剧烈的运动中引起腰部肌肉的长久损伤；长时间坐位学习，或是在办公时的坐姿不良，也会形成慢性腰部肌肉劳损。

通过“症状”比较

腰椎间盘突出和腰肌劳损在症状上有一些相似性，比如两者都会出现腰酸背痛等症状，但是两者又是完全不同的两种疾病。以下

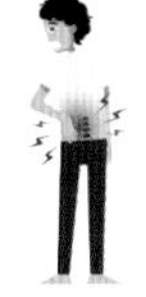

4种方法可以帮你进一步区分。

区别之一：看活动是否受到了一定的限制

如果仅仅只是存在着腰痛或者是腰肌劳损的情况，那么通常是不会严重到影响正常活动的，反而是在坐了很久、站了很久之后，因为身体的血脉不流通而导致腰酸背痛的情况加剧。如果一个人患有腰椎间盘突出症，那么这个人的活动是受到限制的，不管是往前侧、左侧、右侧或者是后侧，总有一个方向存在着弯腰困难的情况。

区别之二：看腿部是否存在着一定的痛感

总的来说，如果只存在着腰痛或者是腰肌劳损，那么很少会牵连到腿部出现疼痛感，而腰椎间盘突出就不一样了。一般腰椎间盘突出诱发的疼痛有三种，第一种是腰痛，第二种是腿痛，第三种就是既腰痛又腿痛。因为腰椎间盘突出患者突出物可压迫到神经根，从而影响到腿部。因此鉴别二者要看患者有没有腿痛。

区别之三：看疼痛的位置是在中间还是两边的位置

腰肌劳损患者通常压痛点在远离背部中线的腰背部两边的肌肉上。腰椎间盘突出患者的背部中线某一位置会有压痛，压痛时，可出现下肢放射痛。对于疼痛部位讲不清楚、按压也无明显压痛点的情况，可能是腰椎间盘导致的腰背痛，又称腰椎间盘源性腰背痛。

区别之四：看腿部抬高时腰部疼痛感是否会增强

可以尝试着仰卧在垫子上，将自己的双腿抬高，看看自己是不是会因为腰部的疼痛感而导致腿部不能自由地往上抬。如果双腿抬高的高度没有受到限制，那么就只是单纯的腰肌劳损，但是如果抬腿的高度受到了限制，很可能患上腰椎间盘突出症。

通过“影像学”比较

利用X线光片、CT检查或磁共振检查来鉴别。腰肌劳损临床

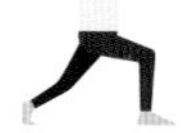

表现主要以腰痛为主，检查脊柱外形一般正常。而腰椎间盘突出患者的腰椎正侧位 X 线片可见腰椎侧弯、相应椎间隙变窄、两侧不等宽以及骨赘形成等。CT 或磁共振检查则可发现腰椎间盘的退变，明确腰椎间盘是否突出。

通过“治疗”比较

腰肌劳损采用按摩、针灸和射频等方法治疗有效。腰椎间盘突出症治疗起来比较困难和复杂，通常采用阶梯治疗，如急性期抗炎、脱水、微创（射频、激光、低温等离子消融）等，必要时手术治疗。

总之，腰痛是个常见的健康问题，几乎所有人都曾在某个时刻尝过腰痛的滋味。只有鉴别出腰痛的原因，才能进行有效治疗。治疗方法有保守治疗、微创治疗以及传统开放性手术等。当出现症状时，建议到正规的医疗机构就诊。另外，在日常生活和工作中，我们可以通过改善不良姿势、加强活动、适当锻炼等方式，有效预防腰痛的发作。

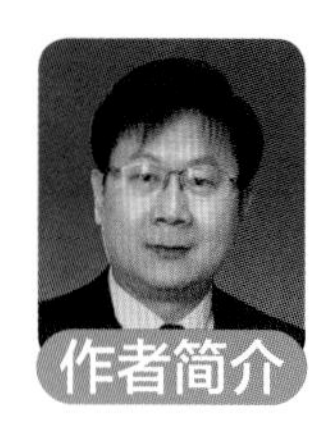
作者简介

刘荣国，福建省立医院，疼痛科主任、医学博士、主任医师、副教授。

突如其来的腰痛，当心压缩性骨折

李大妈是一个很热爱生活的人，每天一大早就在小区锻炼，经常坐公交车去菜市场给家人买些食材，改善家里的伙食。像往常一样，李大妈坐公交车去市场时，公交车一个急刹车，李大妈差点从座椅上掉下来，就这么一下，李大妈的腰就动不了了，疼痛剧烈，好心的市民赶紧把李大妈送往医院。检查 X 线片和磁共振，确认诊断为压缩性骨折。怎么扭一下腰，就压缩性骨折了？

什么是压缩性骨折

压缩性骨折就是人体脊柱的椎体出现塌陷，压迫了相应的神经或者软组织，进而导致剧烈疼痛的一种骨折类型。

压缩性骨折有什么症状

压缩性骨折常出现在胸椎和腰椎的位置，所以很多人表现为突然出现的腰背部疼痛。如果压缩性骨折并不是很严重的话，也很容易被漏诊，患者仅表现出腰部隐隐作痛，仍可以活动或行走。当压缩性骨折严重时，表现为即刻出现胸闷、腰痛剧烈直不起腰、不能行走以及卧床时翻身困难等。

什么原因导致压缩性骨折

导致压缩性骨折的原因很多，大致分为4个方面：外伤、骨质疏松、肿瘤以及结核等。

外伤

随着生活节奏的加快，外界对人体的伤害也是不可避免的，车祸、坠落伤、滑倒等外力造成的压缩性骨折会造成腰背部疼痛，严重时可造成瘫痪。

骨质疏松

大部分的压缩性骨折源于骨质疏松，骨质疏松症是一种以骨微结构破坏、骨量低下导致骨脆性增加并且易发生骨折为特征的全身性骨病。

随着人年龄的增长，骨骼中钙盐沉着减少，骨组织的含量也变少，导致骨质脆性增加，所以很容易发生骨折。女性更容易发生骨质疏松，一方面是因女性生育导致钙流失量较男性多。另一方面，绝经期女性雌激素的减少也会造成骨质疏松，所以稍有外力冲击或只是肌肉收缩下就容易导致稀疏的骨小梁断裂而不连续，发生胸腰段椎体压缩性骨折、楔形改变，一般是椎体前半部（前柱）压缩，脊椎后部的椎弓（后柱）正常。

肿瘤或结核

肿瘤细胞或结核杆菌喜欢吞噬血运丰富的脊柱，造成局部骨质破坏，脊柱塌陷，发生楔形压缩性骨折。

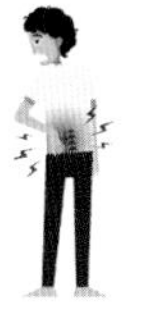

出现压缩性骨折应该怎么办

要做哪些检查

初步可通过X线进行筛查，但X线对于压缩程度不严重的患者来说，有可能出现漏诊。如果X线能看出变化，往往说明压缩程度已超过30%。

进一步需要做磁共振检查，通过该检查，我们可以了解到具体哪个椎体节段出现了骨折，可以明确查看神经根水肿和软组织损伤的程度。

磁共振虽然检查得仔细，但是当我们确定是哪一节椎体出现病变时，往往还需要做该椎体的CT扫描，查看骨质压缩及破坏程度，同时还要鉴别出是新发骨折还是陈旧骨折，这对该病治疗方案的制订及预后有指导作用。

此外，还要检查骨密度和肿瘤标志物，判断病因是骨质疏松还是肿瘤所致。

要做哪些治疗

椎体压缩性骨折患者常伴有躯体畸形，并严重影响患者的运动、功能性活动及心理健康。那么需要做哪些治疗使压缩性骨折尽快恢复？

口服镇痛药物 若是属于疾病的急性期，由于骨膜神经受到破坏，产生疼痛，所以要先用镇痛药物来缓解疼痛。

补充钙剂 因骨质疏松所导致的腰椎压缩性骨折，要及时补充钙剂，避免其他椎体再次发生骨折。

限制活动 应该绝对卧床休息，避免活动，加快腰椎压缩性骨折部位的恢复。

手术治疗 如果椎体骨折压缩小于1/3，药物镇痛不理想，可以考虑神经射频微创治疗，解除疼痛；如果椎体骨折压缩大于1/3，或骨折突向椎管压迫神经，则需要进行骨水泥手术（又叫经皮椎体成形术）。

怎样预防压缩性骨折的出现

多晒太阳 日光中紫外线照射皮肤后可以引起体内一系列反应，形成活性维生素 D，从而促进钙质吸收。

适度运动 运动可以刺激骨质的生长与代谢，预防骨质疏松。

戒酒戒烟 酒精和烟草中的有害物质可破坏骨细胞，使得骨量降低而诱发骨质疏松，所以应戒烟酒，避免其带来的不良影响。

保证蛋白质摄入 蛋白质对骨基质的维护有很大作用，人到中老年更要保证摄入充足的食物蛋白。鸡蛋、瘦肉、牛奶以及鱼虾等都为高蛋白食物，应当合理搭配，不必过度素食。

增加钙摄入 中老年朋友更要注意钙的摄入量，多食用含钙量高的食物如牛奶、海产品和绿叶蔬菜等。

防跌倒、防外伤 老年人或易发生骨质疏松的人群，要时刻注意防跌倒和外伤。

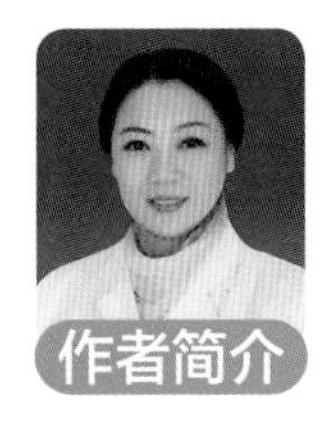
作者简介

王霞，新疆昌吉回族自治州中医医院，疼痛科副主任医师。

老年人臀部疼痛常见原因与防治

很多的老年朋友都有这样的体会：长期坐位、站位或行走后有臀部的憋胀、疼痛感，在臀部贴膏药、按摩臀部都不能根治，总是反复发作，导致臀部疼痛常见的病因有 5 种。

脊神经后支痛

脊神经有 31 对，分为前支、后支、脊膜返支和交通支。前支较粗，后支较细且分支交织成网，保证脊柱活动的协调性。脊柱关节的退行性改变、脊柱小关节的紊乱、椎旁肌肉韧带的劳损和粘连等会刺激脊神经后支而引发相应神经支配区域的疼痛。来自第 1 ~ 3 对腰神经后支组成臀上皮神经，分布于臀上部皮肤；来自第 1 ~ 3 对骶神经后支组成臀中皮神经，分布于臀内侧皮肤；来自骶丛的股后皮神经组成臀下皮神经，分布于臀下侧皮肤。当这些分布于臀部的神经受到刺激后会引发臀部的疼痛不适感。所以，臀部疼痛真正的病变部位可能在腰部或是腰骶部。

梨状肌综合征

梨状肌属臀肌中较小的肌肉，位于臀区中部，位置较深。当生活中发生一些意外跌倒、坠床等臀部着地的外伤后导致臀部出血、粘连、瘢痕形成或臀部注射药物使梨状肌变性、纤维挛缩；髋臼后上部骨折移位、骨痂过大均可使坐骨神经在梨状肌处受压。

此外，少数患者因坐骨神经出骨盆时行径变异，穿行于梨状肌内，但髋外旋时肌强力收缩，可使坐骨神经受到过大压力，长此以往造成坐骨神经慢性损伤。

梨状肌综合征主要表现为臀部的疼痛，并可向下肢放射，严重时不能行走或行走一段距离后疼痛剧烈，需休息片刻后才能继续行走。患者可感觉疼痛位置较深，有时会向同侧下肢的后面或后外侧放射，还会伴有小腿外侧麻木、会阴部不适等。严重时臀部呈现“刀割样”或“灼烧样”的疼痛，双腿屈曲困难，双膝跪卧，夜间睡眠困难。在大小便、咳嗽、打喷嚏时因腹压增加而使患侧肢体的放射痛感加重。

退行性骶髂关节炎

骶髂关节是由骶骨与髂骨的耳状关节面相对构成。正常的骶髂关节关节囊紧张，并有坚韧的韧带进一步加强其稳固性，运动范围极小，主要是支持体重和缓冲从下肢或骨盆传来的冲击和震动。一般外力不易致其发生损伤，但随着人体的成熟与老化，在躯体处于不良位置和肌肉处于不平衡的情况下，则易引起或加速骶髂关节的劳损。因此，在中老年人，由于韧带的松弛、关节面的错位，骶髂关节更易发生退变，尤其是生育多次的女性。主要表现为骶髂关节局部的疼痛、压

骶髂关节炎疼痛在髂窝处

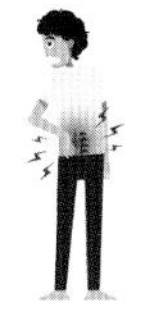

痛以及臀窝处的锐痛，可放射到大腿或腹股沟区，导致一侧臀部痛或双侧臀部痛，爬楼梯时疼痛加重。

大转子滑囊炎

大转子滑膜囊是位于臀部下端外侧区域的一个充满液体的囊状结构，其功能是减少体内组织之间的摩擦。肌肉和肌腱的反复摩擦可导致滑膜囊发炎而引起疼痛，主要疼痛位置在臀部下端外侧。

坐骨结节滑囊炎

因为传统编织工人工作时的坐姿会加剧滑囊炎，因此坐骨结节滑囊炎也称为“编织臀”。多发于体质瘦弱而久坐工作的中老年人，臀部长久受到摩擦、挤压劳损而引起局部炎症，故又称“脂肪臀”。儿童可因蹲挫伤引起坐骨结节滑囊炎。坐骨结节滑囊炎典型疼痛部位是臀部下方，坐位时的直接受力可加重臀部的疼痛。

该如何预防臀部疼痛的发生

首先是减少长期坐位，避免弯腰负重活动，建议高蛋白、高维生素、高膳食纤维饮食，多饮温开水，多食新鲜水果蔬菜。其次是加强锻炼，有效的锻炼也是治疗的重要环节，一般可以采取以下 6 种锻炼方式改善臀部疼痛。

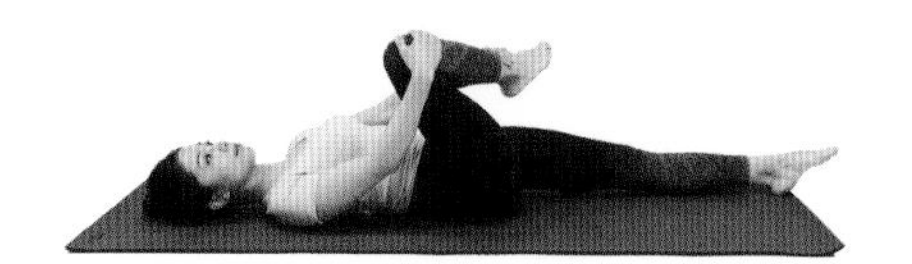

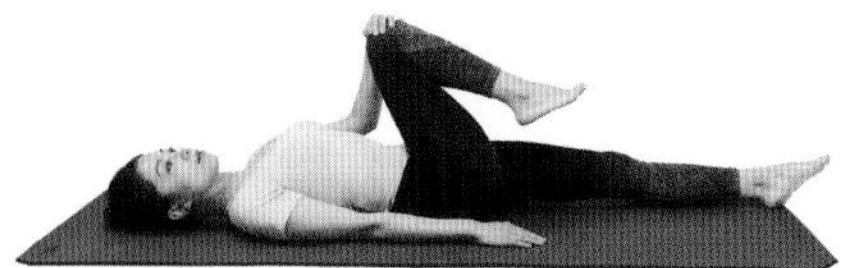

仰卧位拉伸梨状肌

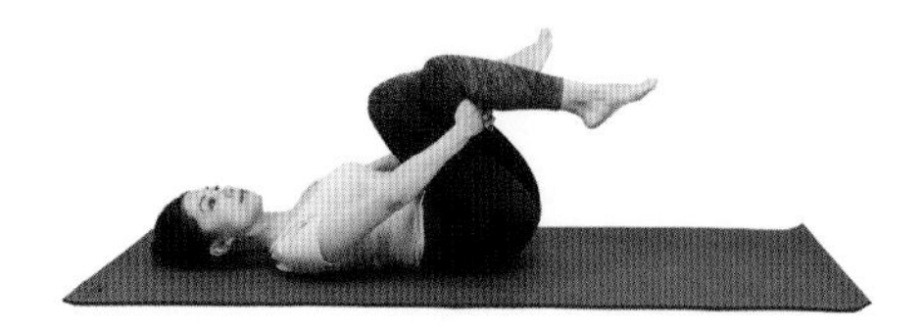

髋—膝仰卧位拉伸梨状肌

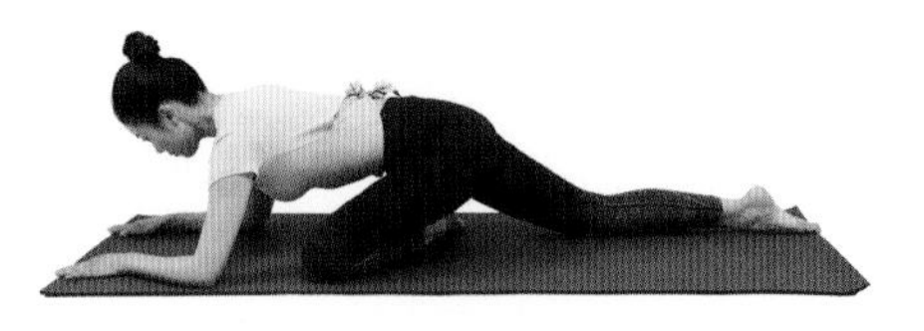

拉伸臀部肌肉

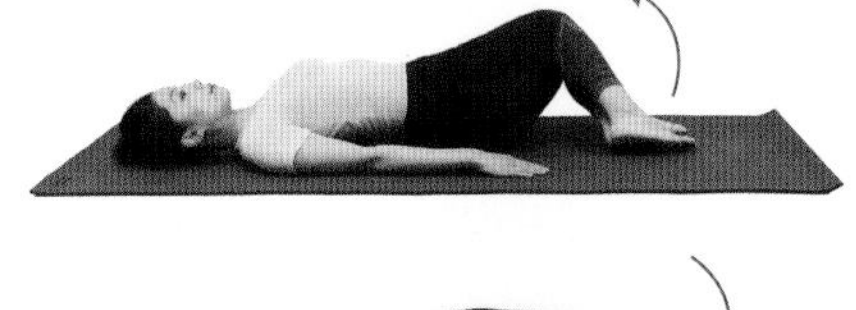

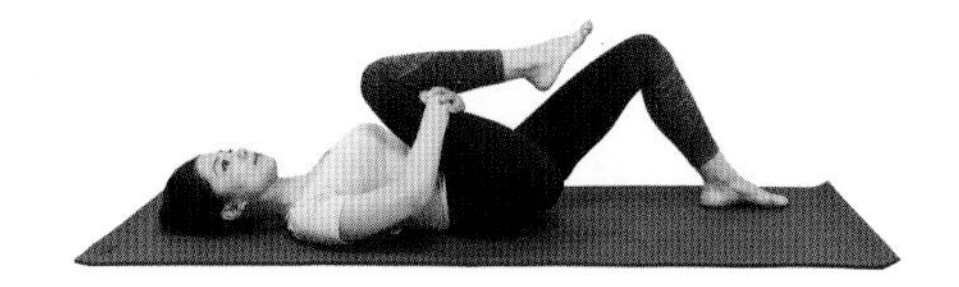

单膝贴胸拉伸背部

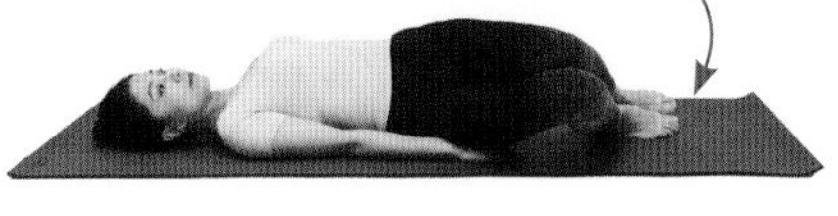

在不负重的情况下转动腰部

若通过自我调理或进行上述锻炼 3 ~ 5 天疼痛仍未缓解，应及时到医院疼痛科或相关专科就诊。

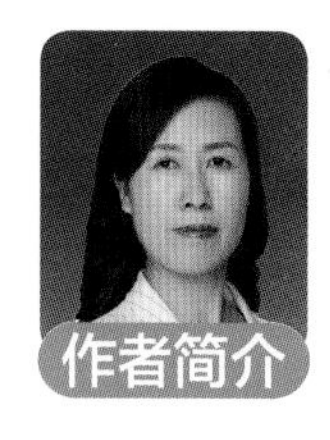

薛朝霞，山西医科大学第一医院，疼痛科主任、教授、主任医师、硕士生导师，山西省医师协会疼痛科医师分会会长。

难言之隐
——会阴痛

中国传统医学的“会阴穴”是人体任脉上的重要穴位，与位于头顶的“百会穴”连成一条直线。“百会穴”是至阳之穴，“会阴穴”是至阴之穴，位于男性阴囊与肛门之间、女性阴道与肛门之间的凹陷处。临床把以会阴穴为中心的疼痛称为会阴区疼痛。会阴区疼痛临床并不少见，由于盆底会阴区涉及器官众多且功能复杂，给临床诊断与治疗带来较多困难。

什么是会阴痛

会阴痛是指病因和临床表现均不能明确定义的会阴区疼痛，又称自发性会阴痛。广义上包括炎症相关会阴区疼痛、肿瘤相关会阴区疼痛、盆底肌功能相关会阴区疼痛、盆底会阴区躯体化疼痛、神经相关会阴区疼痛，其中神经相关会阴区疼痛又分为躯体神经相关会阴区疼痛和自主神经相关会阴区疼痛。

会阴痛临床表现有哪些

会阴区疼痛的临床表现复杂多样。

躯体神经相关会阴区疼痛 多有明确的神经痛症状伴神经损害

体征，相应神经支配区痛觉过敏或感觉减退，患者往往不敢穿内裤，以避免衣物的碰触引发疼痛。

自主神经相关会阴区疼痛 常无明确的体表定位体征，以烧灼痛、坠胀痛为主伴自主神经过度活跃如尿频、大便次数增多或便秘。

肿瘤相关会阴区疼痛 多以持续痛、静息痛为主，有肿瘤病史，伴身体消瘦、单侧或双侧局部神经损害体征、盆腔脏器功能异常。

炎症相关会阴区疼痛 常有明确的炎症病史、局部肿胀、炎性分泌物；盆底肌功能异常，会阴区有明确的肌肉收缩舒张相关疼痛，如在大小便和性行为过程中出现疼痛。

盆底会阴区躯体化疼痛 主观不适感受多、客观体征少，与情绪显著相关，镇静药治疗效果优于镇痛药，疼痛与意识状态相关，不会因为疼痛出现睡眠障碍，也不会在睡眠中痛醒。

特别值得注意的是，会阴区疼痛往往伴有抑郁和焦虑。伴发抑郁和焦虑的患者应在彻查躯体原因后充分关注心理因素，免受其困扰。

会阴痛诊断现状如何

会阴区疼痛患者临床主观症状与客观体征的匹配度，往往提示诊断与治疗方向是否正确。会阴区疼痛患者常就诊于临床各科室，不同学科决定其诊断与治疗空间，很少有专业的疼痛专科医生专注于会阴区疼痛综合诊断与治疗，一些医生往往未能充分考虑内脏、盆底肌、会阴区神经血管和心理因素，建立以疼痛症状为核心的系统查体。

针对导致会阴区疼痛的因素，2017 年有医院对 1240 例良性会阴区疼痛患者的流行病学资料进行调查，结果显示，无明显诱因的会阴区疼痛患者约占 1/3，负性事件相关会阴区疼痛患者占 1/3，炎症相关会阴区疼痛患者占 1/3。所以大宗病例提醒保持心情舒畅，

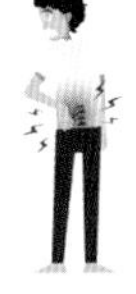

防止生殖系统、泌尿系统以及肛肠部位产生慢性炎症，对于防治会阴区疼痛尤为重要。

会阴痛如何治疗

对饱受疼痛折磨的患者而言，会阴区疼痛的有效控制是至关重要的，需综合多学科的治疗包括药物治疗、神经阻滞和微创治疗、外科神经减压、物理治疗和心理治疗等。

首先应用镇痛药物、神经精神类药物可降低疼痛，稳定症状，改善负面情绪，待病变进一步局限化后进行相应查体。如果影像学等检查均支持外周炎症反应和神经压迫因素导致的疼痛，可在影像检查引导下行神经阻滞术，也可行骶神经电刺激术或脊髓电刺激术，注意应谨慎实施毁损术。建议微创治疗后，持续药物治疗并规范减药，以保证疗效持续。

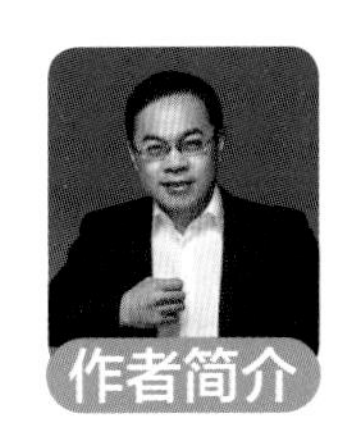

路桂军，清华大学附属北京清华长庚医院，疼痛科主任、副主任医师。中国生命关怀协会（CALC）常务理事、CALC 疼痛诊疗专业委员会副主任委员兼秘书长、中国抗癌协会肿瘤心理学专业委员会青委会副主委、中俄医科大学联盟疼痛学术委员会常务委员、中国老年学学会老年肿瘤专业委员会姑息与康复常委。

膝关节损伤
常见原因与防治

在我们的日常生活中，膝关节损伤占到运动损伤总数量的 25%左右，是运动损伤的高发部位，也是引起膝关节疼痛的常见原因。这是由于膝关节是人体下肢重要的连接部分，除了起着承重的作用以外，人体的下肢活动、转向变向都需要膝关节的协同作用，这就导致其受伤风险陡增。

从解剖结构上来说，膝关节是人体最大、最复杂的关节，由股骨下端、胫骨上端和髌骨共同构成。其中胫骨上端基本上是一个平面，而股骨下端的关节面则是一个椭圆形，两个关节面一圆一平，并不完全匹配，所以需要借助半月板来帮助匹配。同时，由于构成膝关节的关节窝比较浅，需要依靠周围的大量软组织来维持关节稳定，所以软组织受伤的可能性也比较高。

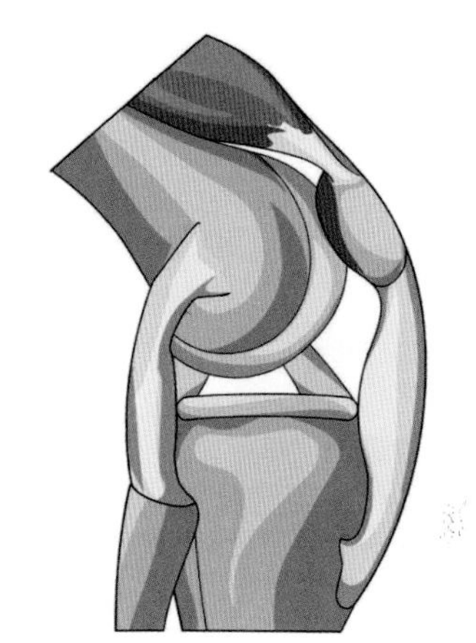

常见膝关节损伤原因有哪些

脂肪垫损伤

脂肪垫充填于膝关节前部的间隙，有加强关节稳定和减少摩擦的作用。这种损伤多发生于经常步行、登山或者蹲起运动较频繁的

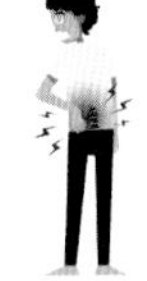

人群。患者会觉得膝关节疼痛，完全伸直时疼痛加重，但关节活动并不受到限制。劳累后疼痛明显，休息后可得到明显缓解。

半月板损伤

多数患者有明显外伤史，多由扭转外力引起。当一腿承重，小腿固定在半屈曲、外展位时，身体及股骨部猛然内旋，而致内侧半月板撕裂。外侧半月板损伤的机制相同，但作用力的方向相反。急性期膝关节有明显疼痛、肿胀和积液，关节屈伸活动障碍。急性期过后，肿胀和积液可自行消退，但活动时关节仍有疼痛，尤其在发生上下楼、上下坡、下蹲起立、跑跳等动作时疼痛更明显，严重者可发生跛行，部分患者有膝关节“卡住”现象，或在膝关节屈伸时有弹响。

创伤性滑膜炎

滑膜细胞分泌滑液，可以保持关节软骨面的滑润，增加关节活动范围。由于外伤或过度劳损等因素损伤滑膜，会产生大量积液，使关节内压力增高，如不及时消除，则很容易引起关节粘连，影响正常活动。患者会感觉膝关节疼痛、肿胀以及压痛，滑膜有摩擦发涩的声响。疼痛最明显的特点是当膝关节主动极度伸直时，特别是有一定阻力地做伸膝动作时，髌骨下部疼痛会加剧，被动极度屈曲时疼痛也明显加重。

创伤性骨关节炎

创伤性骨关节炎多由于暴力外伤，如坠压、撞击等因素造成。患者多以关节疼痛、活动功能障碍为主要临床表现。早期关节出现疼痛和僵硬，关节开始活动时症状较明显，活动后减轻，活动多时又加重，休息后症状缓解，疼痛与活动有明显关系。晚期关节反复肿胀，疼痛持续并逐渐加重，可出现活动受限，关节出现积液、畸形和关节内游离体，关节活动时出现粗糙摩擦音。

韧带损伤

包括侧副韧带、前和后交叉韧带损伤。由于膝关节微屈时的稳定性相对较差，如果此时突然受到外力导致外翻或内翻，则有可能引起内侧或外侧副韧带损伤。临床上内侧副韧带损伤占绝大多数，患者会有明确的外伤史，膝关节出现内侧疼痛、压痛，膝内侧有肿胀，几天后会出现瘀斑。

如何避免膝关节损伤

运动前要充分热身　膝关节承受巨大压力，因此运动前必须适当暖身，以免受伤。不暖身就运动，等于未给关节自然的润滑，膝关节运转当然不顺。一旦突然开始或结束动作会撕裂围绕在关节周围的肌肉，造成或加剧关节损伤。此外，冰冷、绷紧的肌肉也同样不利于关节平顺运转。

避免运动过度　运动过度不仅降低体能，也是膝关节受伤的因素之一。如果你在运动时觉得膝关节不舒服，但坚持做完运动后，隔天觉得疼痛，特别是持续较长时间疼痛，造成跛行以及膝关节周围的肿胀，这些都是关节受伤的信号，应马上就医。

控制体重　过于肥胖的人膝关节就得承受更多重量，膝关节迟早要损伤。像上楼这般简单的动作，对膝关节造成的压力是走平路的 4 倍，如果你的体重超重 5kg，每次爬楼梯，就相当于比体重正常的人多扛了 20kg 的重物。

膝关节损伤该如何处理

一般膝关节损伤引起的疼痛的治疗以保守疗法为主，最常用的是药物治疗，以减轻疼痛为目的。再者，会采用注射或物理治疗，病情严重者才动手术。

药物治疗　主要是非甾体消炎药，尽管在急性发作期服用非甾体消炎药不能中止病情发展，但可缓解疼痛，减轻症状。因此类药

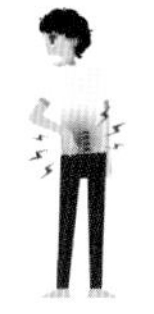

物易刺激胃肠道引起并发症，对肾功能有损害，所以此类药应饭后服用，并且需要在医生指导下服用，还可加服维生素 B_1 以及维生素 C、维生素 E 及补充钙剂等。

物理治疗 运用物理疗法来消炎、消肿、促进血液循环、促进炎症的吸收、改善膝关节功能，可以温和而有效地缓解膝关节的疼痛和僵硬感。常规的理疗方法有超短波治疗、微波治疗、超声药物导入、半导体激光治疗、经皮神经电刺激等。新近应用于疼痛治疗的冲击波疗法对于膝关节疼痛，特别是陈旧性膝关节软组织损伤具有立竿见影的确切疗效。

神经阻滞与关节腔注射 将含有局麻药、神经营养药，有时可加入少量激素的混合药液注入神经干或神经节等神经组织周围，采用这种办法，不仅可以在膝关节周围痛点处进行神经阻滞，还可以分别或同时进行关节腔穿刺抽液及关节腔内注射治疗。关节的正常活动是依靠关节腔内关节液的润滑才能完成的。随着年龄的增长，老年人普遍存在关节黏液分泌减少的情况，关节腔内注射治疗就如同给运转的机器上油一样，给老化的关节腔里加入玻璃酸钠或医用几丁糖，能明显改善组织的炎症反应，增强关节液的黏稠性和润滑功能，保护关节软骨，促进关节软骨的愈合和再生，缓解疼痛，增加关节活动度。

手术 对症状严重者可行手术治疗，根据病情采取不同的手术方法，如在关节镜下行骨赘切除、游离体摘除、半月板切除、关节清理、关节融合以及人工膝关节置换术等。

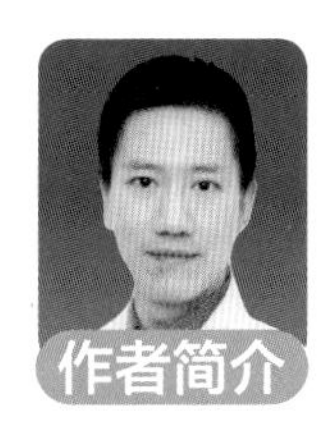

苗羽，中日友好医院，全国疼痛诊疗研究中心主治医师、运动医学博士。

下肢疼痛发凉 当心脉管炎

随着年龄的增长，不少老年人开始出现腿疼发凉的症状，即使在三伏天，晚上睡觉怎么也睡不热乎，还需要使用热水袋。如果简单地将这些症状归因于受凉或者“老寒腿”发作而不引起重视，可能会失去最好的检查和治疗时机，甚至导致截肢的严重后果。下肢疼痛发凉最常见原因就是脉管炎，它属于血管源性病变，不同于腰椎病变引起的神经痛，有其自身的特点和防治办法。

什么是脉管炎

脉管炎，顾名思义，就是指血管的炎症。脉管炎是血管的炎性、节段性和反复发作的闭塞性疾病，多发生在四肢的中、小动脉，是临床上常见的周围血管疾病之一。脉管炎具有明显的好发部位、人群和地域，简而言之，下肢发病率高于上肢，男性发病率高于女性，青壮年发病率高于老年人，北方发病率高于南方。

为什么会患脉管炎

脉管炎的病因是由外部因素和内部因素多方面组成的。外部因素包括吸烟、湿冷的生活环境、慢性损伤以及感染，这就更能解释

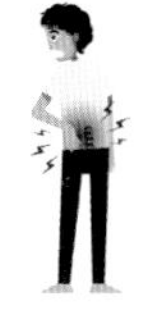

脉管炎好发人群和地域分布特征。内在因素包括我们机体自身免疫功能的紊乱、性激素和前列腺素失调以及遗传因素。其中，吸烟是脉管炎发生和发展的重要因素。

脉管炎有什么症状

脉管炎最初表现为四肢发凉，开始走路或走一段路程以后（一般为数百米左右），出现单侧或双侧腰酸腿痛，下肢麻木无力，以致跛行，但蹲下或坐下休息片刻后，症状可以很快缓解或消失，仍可继续行走，再走一段时间后，上述过程和状态再度出现。后逐渐发展为休息的时候都感觉疼痛，局部皮肤颜色发生改变，局部皮肤瘙痒、溃疡甚至坏疽，最终不得不截肢以缓解疼痛。

如何判断是否患上脉管炎

如果您发现自己出现了上述症状，可以先进行自检。若出现以下情况，很有可能是脉管炎，请及时就医。

· 有吸烟史的青壮年男性；

· 患肢存在程度不同的缺血症状；

· 有游走性浅静脉炎的病史；

· 发凉疼痛的肢体出现足背动脉和（或）胫后动脉搏动减弱或消失；

· 没有糖尿病、高血压、高脂血症等易致动脉硬化的疾病。

由于脉管炎是血栓堵塞血管而导致的一系列症状的疾病，可以到医院血管外科或者疼痛科就诊，做血管彩超、数字减影血管造影检查，了解患肢处的血管情况，对脉管炎的诊断和严重程度的评估均具有重要价值。

脉管炎患者的个人护理

注意保暖 应注意不要使用热疗，这会增加组织需氧量而使症状加重。脉管炎与湿冷环境有较密切的关系，绝大多数脉管炎患者对寒冷极为敏感。寒冷可使血管发生痉挛和收缩，血流量减少，肢体的供血和供氧状况更差，从而诱发或加重本病，所以秋冬季节常是脉管炎发病或病情加重的季节。患者在秋冬季节应随时做好保暖工作，尽量处在温暖环境中，注意加衣，穿棉质或羊毛袜子，尽量每日勤换袜子避免潮湿，还须保证室内温度不要过低。

有溃疡的患者要随时注意创面的变化，避免瘀脓和冻伤。动脉供血不足的患者，气温的下降会使血管收缩导致肢体末梢缺血严重，疼痛加重或病情反复，保温尤为重要。然而，凡事应有度，保暖也不应矫枉过正。患者患侧肢体可以保暖，但不可以采用直接接触热风、暖风以及烘烤等局部加热的方式，因为这样会使得患肢血管需氧增加，导致局部坏死加重。

戒烟 能否戒烟关系着脉管炎能否得到长期有效控制，有研究表明，烟中尼古丁可刺激肾上腺素分泌，降低皮肤温度，造成血液黏滞度增加，血管痉挛收缩而加重病情。尤其对于患有高血压、糖尿病、冠心病、高血脂的中老年人来说，戒烟不仅可以控制脉管炎的进展，还可减少心脑血管意外和糖尿病的发生，可谓一举两得。

避免四肢外伤 外伤的愈合需要源源不断的血液输送各种成分，以促进细胞的再生和修复。在血运不良的四肢末端，即使轻微的外伤，也会引起溃疡和坏死，使得病情更加严重。

保持情绪稳定 精神刺激可引起自主神经系统机能失调和内分泌活动异常，导致血管痉挛，对脉管炎患者的病情而言更是火上浇油。因此患者需要保持情绪稳定、心态平和、积极乐观，要有治愈疾病的勇气和信心。

清淡饮食 避免摄入辛辣刺激的食物。患肢应进行适度锻炼，

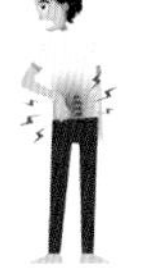

以促进侧支循环建立。

脉管炎如何治疗

脉管炎的一般支持疗法有戒烟、防寒、防潮及避免外伤等，疼痛严重者可给予止痛和镇静剂，要在专业医生指导下使用。脉管炎治疗主要是抗血小板聚集、抗凝血、降低纤维蛋白酶原，溶栓、扩血管、抗感染、高压氧舱及相关的对症治疗，疏通闭塞血管，恢复肢体血运，最大程度地建立侧支循环，从根本上解决肢体缺血的问题。腰交感神经阻滞微创治疗是改善脉管炎症状的有效办法，它是在 X 线或 CT 引导下，用射频针精准穿刺到腰交感神经节，注射少量无水酒精，可以提高患肢皮温 1～2℃，显著增加局部血供、改善微循环。

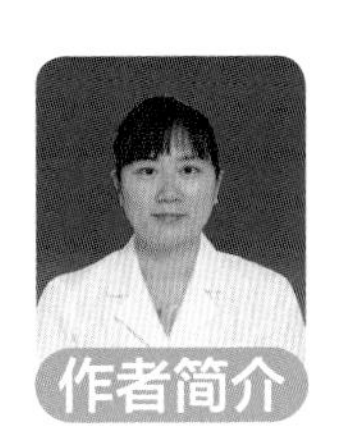

叶菱，四川大学华西医院疼痛科，医学博士、博士后、副主任医师、硕士生导师。

四类疼痛 要紧急处理

疼痛在我们日常生活中无处不在，广为熟知的是颈肩腰腿痛、牙痛以及偏头痛等。其中不乏一些慢性疼痛，比如好发于中老年人群的腰腿痛，病因多是腰椎间盘突出、腰肌劳损等。

但当出现以下四类疼痛信号，应高度重视，因为它们的出现往往是大病、急病的征兆，直接危及生命。

剧烈头痛

感觉疼痛不同于感冒发烧时的头痛，又不像鼻窦炎反复发作所引起的头痛，难道是作息不规律所致的偏头痛？统统不是！这次发作的头痛更剧烈，发作更突然，那极有可能发生了脑卒中。什么是脑卒中？脑卒中发生前又有什么预兆呢？那又该怎样合理预防呢？

脑卒中 脑卒中又被称为脑中风或者脑血管意外，其产生原因则是脑部血管突然破裂或血管阻塞导致血液不能流入大脑而引起脑组织损伤，包括缺血性脑卒中和出血性脑卒中，其中缺血性脑卒中更为常见，占脑卒中总数的 60% ~ 70%，而出血性脑卒中的死亡率高。调查显示，脑卒中已位居我国死亡原因前列，也是导致中国成年人残疾的首要原因，脑卒中具有发病率高、死亡率高和致残率高的特点。

研究发现发生脑卒中常见预兆依次为：

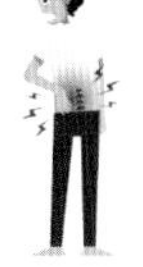

· 与平时不同的头痛；

· 肢体麻木，突然感到一侧面部或手脚麻木，有的为舌麻、唇麻；

· 暂时性吐字不清或讲话不灵；

· 肢体无力或活动不灵；

· 头晕，特别是突然感到眩晕；

· 不明原因突然跌倒或晕倒；

· 短暂意识丧失或性格和智力突然发生变化；

· 全身明显乏力，肢体软弱无力；

· 双眼看不清眼前出现的事物。

颅内肿瘤　若头痛剧烈伴随呕吐症状的发生，则会考虑颅内肿瘤，头痛为颅内肿瘤的早期症状，约出现在 80% 的颅内肿瘤早期患者身上，大多患者可有剧烈头痛、呕吐、视线不清、抽筋、昏迷等症状。因此出现了类似症状，切勿忍而再忍，行颅脑 CT 检查或者 MRI 检查明确病因，考虑颅内占位，应及时遵医嘱实施相应治疗。

腹部绞痛

腹部疼痛，如刀绞一般，腹部紧绷发硬，疼痛难忍，而引起腹部疼痛的疾病见于阑尾炎、胰腺炎、胃穿孔以及胆囊穿孔等。认识这几种疾病发作的典型症状，以便正确初步辨别并及时就医。

阑尾炎　疼痛部位位于右下腹，多呈阵发性或者持续性胀痛或钝痛。部分可有转移性疼痛症状，疼痛最初位于肚脐周围，数小时后转移至右下腹，多在食用生冷、不卫生食物之后发生，或者既往有慢性阑尾炎的急性发作。

胆囊穿孔　疼痛部位位于右上腹，疼痛剧烈且局限，多伴有恶心、呕吐的症状，既往有胆囊炎、胰腺炎病史，提示胆囊穿孔发生的可能，多继发于急性坏疽性胆囊炎。

胃穿孔 疼痛最初始于上腹部，呈刀割或烧灼样疼痛，可快速波及全腹，常伴有恶心、呕吐的症状。既往有胃溃疡史，近期有暴饮暴食等不良的饮食习惯，多提示胃穿孔的可能。行腹部B超检查或CT检查可明确诊断。

胸骨后压榨性疼痛

在行走或爬楼梯后出现胸闷、气短、咽部有紧缩感以及胸骨后压榨性的疼痛，症状持续3～5分钟休息后可自行缓解，舌下含服硝酸甘油，症状多可缓解，此为心绞痛的症状。若长时间不能缓解，持续时间大于15分钟，则心肌梗死的可能性较大。

心绞痛多发生于40岁以上男性，多在劳累、情绪激动、饱食、受寒、急性冠脉综合征等诱因下发作。疼痛部位多位于胸骨体上段或中段呈压榨性、窒息性疼痛，或者广泛分布于心前区，可放射至左肩、左上肢前内侧。发生机制是冠状动脉狭窄或冠脉痉挛所导致的冠状动脉供血不足，心肌细胞得不到充足的氧，从而出现以发作性胸痛或胸部不适为主的症状。

腿痛伴下肢肿胀

长时间卧床、手术后（尤其骨科、脑外科术后）或肿瘤患者出现一侧或双侧下肢肿胀伴憋胀样疼痛，我们往往以为是受风寒或者睡眠体位不当所致，因此常常将其忽略而未及时予以处理。这些高危人群由于血液流动缓慢、血液黏滞度过高，容易患有下肢深静脉血栓。

松动的附壁血栓一旦脱落，经血液循环可造成肺栓塞、脑梗死

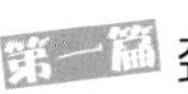

等严重后果，尤其是肺栓塞发生后，抢救存活概率很小。所以老年朋友们尽量避免长时间卧床，手术后尽早下地活动，出现下肢肿胀及时行下肢深静脉彩超检查以明确原因。

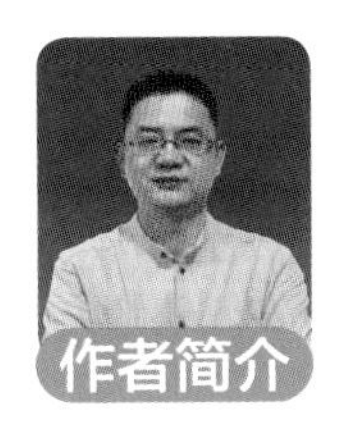

宛春甫，河北医科大学第四医院疼痛科，副主任医师。中华医学会疼痛学分会青年委、河北省医学会疼痛学分会副主任委员、河北省医师协会疼痛医师分会副主任委员、河北省抗癌协会癌症康复与姑息治疗专业委员会副主任委员。

脊柱也会“发炎”吗

一天早上刚查完房赶到诊室，还没到门口，分诊的护士急急忙忙地迎上来说：“杨教授，有位阿姨脖子痛得厉害，都不能动，您能先给她看吗？”一位大约 60 岁的阿姨，整个身体僵直地端坐在就诊椅上，表情十分痛苦，看到我进来，她十分吃力地想将头转向我的方向，却转不过来。阿姨腰背部疼痛、身体僵直都 30 多年了，一直自己撑着，从来没有经正规地诊断治疗过。这次是脖子都不能动了，痛得不能吃饭、睡觉，女儿才强拉着她来看病。检查结果很快出来，结合临床症状和查体，诊断为强直性脊柱炎。得知这个结果，阿姨一半是不解，一半是暗喜，“啊，脊柱也会发炎呀？我还以为是患了癌症呢！”脊柱发炎到底是怎么回事，让我们一起走近脊柱炎，了解脊柱炎的来龙去脉。

脊柱发炎就是强直性脊柱炎吗

脊柱也会发炎，可不是吗，大家一提起脊柱炎，立刻就会想到强直性脊柱炎，那是不是脊柱发炎就一定是强直性脊柱炎呢？

其实，脊柱的关节、椎体终板和椎体骨质都可能发炎，临床上有类风湿性脊柱关节炎、血清阴性脊柱关节炎（类风湿因子阴

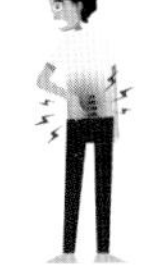

性）、椎体终板炎和脊柱骨关节炎，这些炎症可不是因为细菌感染引起的，所以我们称它为无菌性炎症。

血清阴性脊柱关节炎简称脊柱关节炎，可累及脊柱、外周关节和关节周围结构，还可能有关节外如胃肠、眼、皮肤、心血管的炎症表现。根据累及身体部位不同可分为中轴型脊柱关节炎和外周型脊柱关节炎。

有骶髂关节和（或）脊柱结构改变的中轴型脊柱关节炎叫强直性脊柱炎，而无结构改变的叫放射学阴性中轴型脊柱关节炎。由此可见，强直性脊柱炎只是脊柱炎的一种而已，只不过我们日常比较熟悉这种，并且这种脊柱炎病变对身体的影响较大。

强直性脊柱炎有哪些症状

认识强直性脊柱炎的表现，有助于我们早期发现、早期就医，及早治疗，以防止病情进展加重。当有持续存在的以下症状时，要赶紧就医。

强直性脊柱炎最典型的症状就是腰背臀部疼痛、僵硬，屁股后面的骶髂关节是最常累及的关节。强直性脊柱炎疼痛，以夜间痛、休息后痛为主，活动后有好转的迹象。强直性脊柱炎的患者也可能出现外周症状，比如膝关节、髋关节疼痛等；跟腱炎、足底筋膜炎；眼睛受累症状比如葡萄膜炎、虹膜炎；胃肠道不舒服、炎性肠病的表现等。

强直性脊柱炎是不死的癌症吗

强直性脊柱炎是年轻人顽固性背痛的常见原因之一，如果症状被忽视，病情进展，会造成躯体活动严重受限，显著影响患者健康状况和生活质量。由于高致残率和高复发率的特点，加上以前缺乏有效的治疗手段，此病曾经被称作“不死的癌症”，人们谈之色变。

其实，强直性脊柱炎绝对不是什么“不死的癌症”。首先，强直性脊柱炎病程进展较慢，从症状出现到躯体活动严重受限，中间有数年到数十年漫长的疾病进展过程，在进展期间有充足的时间发现和控制病情。而且此病一般不累及重要脏器，不影响寿命。其次，目前很多药物都可以有效控制强直性脊柱炎的病情，只要及时和系统地进行治疗，绝大部分患者可以和正常人一样工作和生活。

强直性脊柱炎的治疗方法有哪些

强直性脊柱炎不能治愈，但早期综合治疗可以控制病情的发展。

药物治疗　一定要在专业的疼痛科、风湿科或骨科医生的指导下进行。强直性脊柱炎最常用的药物是非甾体消炎药，还可以使用免疫抑制剂、生物制剂等。

运动康复　运动是强直性脊柱炎治疗不可或缺的部分，运动有提高肌肉力量、防止脊柱强直以及减轻疼痛等作用。

微创射频治疗　强直性脊柱炎的病理变化包括肌肉附着点或肌腱末端反复发作的无菌性炎症，微创射频治疗可以使局部粘连组织温度升高，松解病变挛缩的软组织，改善局部代谢及营养状态，逐渐恢复活动功能。

强直性脊柱炎遗传吗

强直性脊柱炎有明显的家族聚集现象，并与人体白细胞抗原

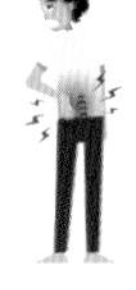

HLA-B27 密切相关。不少已患强直性脊柱炎的家长，最担心的问题就是子女是否会遗传本病。强直性脊柱炎患者即使 HLA-B27 抗原阳性，其子女也并不都是阳性，即使其子女是阳性也不一定患病，因为正常人中约有 5%HLA-B27 抗原为阳性，这群人也未必会患病。但孩子的父母或兄弟姐妹中已有强直性脊柱炎患者，并且孩子的 HLA-B27 又是阳性，则患强直性脊柱炎的可能性为 10% ~ 30%。

强直性脊柱炎的发病有明显的性别差异，男性患者明显多于女性，且症状相对较重。如果患者的下一代是女儿，她遗传本病的可能性就小，即使女儿患病，病情也会较轻。如果下一代是儿子，则应提高警惕，但也不需要始终忧心忡忡。由于强直性脊柱炎的好发年龄是 16 ~ 25 岁，最重要是观察孩子这段时间的情况。一旦出现了腰背部、膝关节和肩关节疼痛，尤其是早晨起床后僵硬而活动后减轻或腰部活动不灵活等症状，就应及时去医院检查和治疗，以免错过最佳治疗时期。

强直性脊柱炎患者生活上要注意什么

虽然药物可以明显缓解病情，但对预防脊柱变形效果有限。用药的同时，必须加强心理调适、进行体育锻炼及规范日常行为姿势。

◆心理调适，帮助患者从科学的角度认识这个疾病，要有战胜病魔的信心，配合医生，进行早期、有效的治疗。

◆要谨慎而不间断地进行体育锻炼，维持脊柱关节的最好位置，增强椎旁肌肉力量和增加肺活量。其中游泳是很好的运动方式，打太极拳、散步等也有帮助。

◆站立时应尽量保持挺胸、收腹和双眼平视前方的姿势。坐位也应保持胸部直立。选择相对较硬的床垫，躺卧时多取仰卧位，避

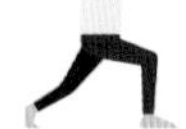

免促进屈曲畸形的体位，枕头不宜过高。

◆减少或避免引起持续性疼痛的体力活动，吸烟的患者要戒烟。

◆防止感染，近期研究发现本病的发生可能与肠道、呼吸道等感染有关。所以要坚持锻炼、增强体质、饮食要有规律、注意卫生，防止感染。

◆饮食并无禁忌，平时适当多吃富含蛋白质和维生素的食物，如肉类、豆类、新鲜蔬菜等，促进肌肉、肌腱、骨骼、关节的代谢。

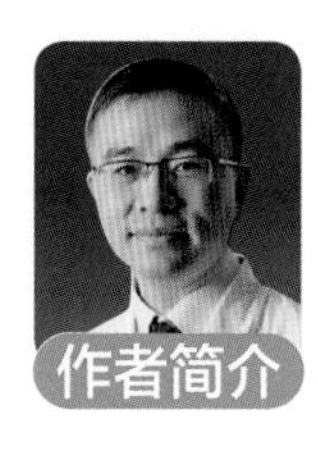
作者简介

杨东，华中科技大学同济医学院附属协和医院，疼痛中心副主任医师、医学博士、副教授。

远离“富贵病”——痛风

痛风是一种“富贵病”，在我国痛风发病率与日俱增。这是由于人们生活水平越来越高，每日摄入的嘌呤也就越来越多，嘌呤主要来自于肉类、海鲜、菌类，啤酒中含量也很高，而这些嘌呤在体内会代谢生成尿酸。当体内的尿酸含量越来越多，这时验血便会发现血尿酸值超出正常值（7mg/dl，420μmol/L），即出现了“高尿酸血症”。

痛风疼痛有何特点

尿酸在血液中形成尿酸盐，在浓度很高的情况下，可能随血液在体内各个部分沉积，形成尿酸结晶，体内的免疫细胞会视这些结晶为“敌人”，在其周围聚集发生免疫反应，形成局部炎症，产生剧痛，即为痛风（10%～15% 的高尿酸血症患者会发生这种反应）。由于睡眠时血液循环变慢，容易发生尿酸盐沉积，而最常见的沉积部位就是手指、脚趾关节（特别是大脚趾），因此痛风发作多在夜间，大脚趾是最常见的疼痛部位，许多患者常常因为剧烈的足趾疼痛前来就诊。

痛风首先是关节疼痛，同时炎症反应也会在反复发作的过程中破坏关节结构，关节将逐渐变形，以致丧失功能。其次，肾脏也会受损，因为尿酸大部分需要通过肾脏排泄，过多的尿酸盐会在肾脏

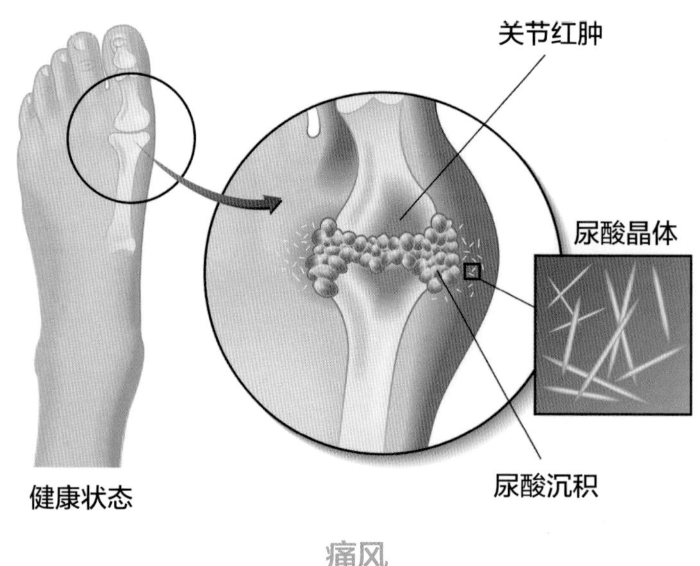

痛风

沉积形成尿酸结晶，直接损伤肾脏，加剧肾脏负担，使尿肌酐上升，肾功能逐渐下降，这样便造成了恶性循环。除了关节、肾脏外，尿酸盐结晶还常在耳郭及其他皮肤软组织中沉积，这些沉积部位的皮肤隆起，容易发生破溃，处理不当还会出现继发的感染。因此，痛风的危害不单纯是疼几天这么简单，它是可以造成我们身体器官的损伤，为了保护关节、肾脏等器官，一定要积极治疗。因为痛风之前一定有高尿酸血症的过程，所以血尿酸的控制就显得十分重要。

防痛风，如何控制血尿酸

最核心的方法就是合理饮食。做到禁酒，减少高嘌呤食物的摄入，多吃蔬菜水果，适度运动。

下面的食物含有嘌呤多，应尽量少吃。

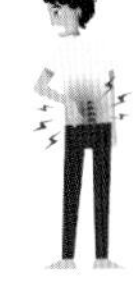

食物	嘌呤
（100g）	（mg）
蛤蜊	316.0
豆芽	166.0
乌鱼	183.2
干贝	390.0
带鱼	391.6
鸡肝	293.5
海鳗	159.5
香菇	214.0
猪肝	229.1
秋刀鱼	355.4
小鱼干	1538.9
草虾	162.2
牡蛎	239.0

另外，痛风发作时，可以使用秋水仙碱、非甾体消炎药或者糖皮质激素进行治疗，都能起到明显的效果，疼痛显著时可行神经阻滞治疗。

痛风患者平时要注意多喝水，理想选择是苏打水。苏打水中含有碳酸氢钠，解离出来的碳酸氢根离子使其呈碱性，利于痛风患者碱化尿液，从而排出尿酸。在西方国家中其实很流行喝苏打水，近几年，中国人也逐渐认可了喝苏打水的好处，喝苏打水的人数也逐渐增多。如若痛风患者难以接受苏打水的口感，也可以选择白开水或者淡茶水。而饮水的最佳时间是在清晨、两餐之间以及晚上。因为我们每天睡眠的时间约为全天的 1/3，为了防止在夜间发生尿液浓缩，痛风患者应在睡前适当地饮水。

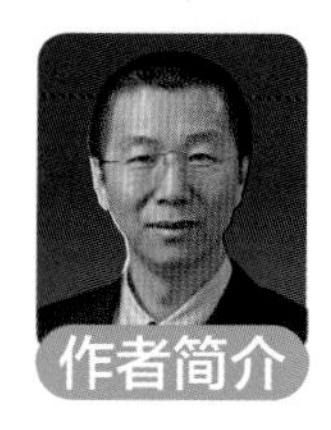

刘金锋，哈尔滨医科大学附属第二医院，疼痛科主任、医学博士、主任医师、教授。黑龙江省医学会疼痛专业委员会主任委员、黑龙江省医师协会疼痛分会会长、中华医学会疼痛分会委员、中国医师协会疼痛医师专业委员会常委。

老年人为什么容易患
带状疱疹

张大爷今年 75 岁，患有糖尿病 10 年了，2 周前患了一次重感冒，到附近医院又输液又打针，刚出院回家，就感觉右后背一阵阵火辣辣的刺痛，抓痒过后，后背和右侧的肋骨边上竟起了一串红色疹子。在小区的药店买了一些抗过敏的药水涂抹后，疼痛不但没有减轻，反而更厉害了。家人赶紧带他到医院检查，医生诊断为带状疱疹。

带状疱疹又俗称“串腰龙”“蛇缠腰”“缠腰火丹”“蜘蛛疮”等。患此疾病的人一般在幼儿期感染过水痘 - 带状疱疹病毒而发生水痘，该病毒长期潜伏在体内，当身体过度劳累或其他原因导致免疫力低下时，病毒就会乘机复发。年轻人较少患带状疱疹，而中老年人，尤其是高龄老人发病率较高。年轻人患带状疱疹后通过休息、提高免疫力、对症治疗，一般很快就能痊愈，且不留后遗症。老年人由于有基础疾病、身体衰老、抵抗力差等不易治愈，容易出现治疗时间长、留下顽固性疼痛后遗症。

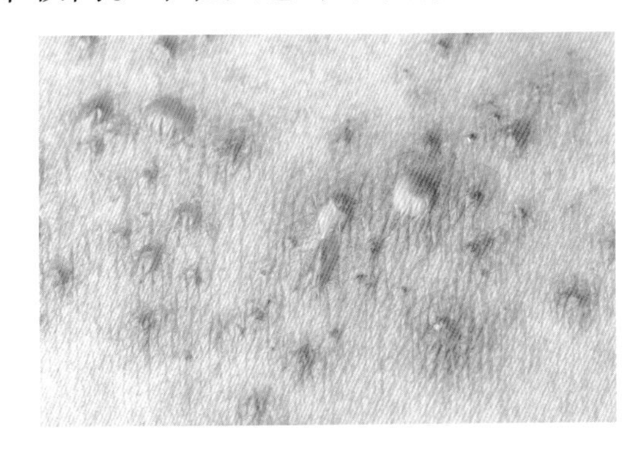

为什么老年人带状疱疹发病率高

任何疾病的发生都和身体的抵抗力有很大关系。当今世界各个国家都面临着人口老龄化，患带状疱疹的人数就明显增多。据报道，50 岁以上中老年人带状疱疹患病人数占总患病人数的 71% 以上。患带状疱疹的老年人一般都在年轻时感染过水痘 - 带状疱疹病毒，该病毒会潜伏在身体里，在后来的数十年，随时都可能诱发带状疱疹。年轻时由于身体免疫力好而不易发病，年老时，身体免疫功能逐渐下降，各器官的功能衰弱，抵抗力差，再加上一些外界诱因，如过度疲劳、精神焦虑、高烧、身体外伤、食物中毒，或患有慢性疾病、恶性肿瘤以及长期大量用皮质类固醇激素等情况，这时潜伏在体内的病毒就会乘机生长、繁殖，即可引发带状疱疹的发生。

带状疱疹早期都有哪些表现

带状疱疹好发于春秋季节，一般开始发病都会出现发烧、食欲不佳、疲乏无力以及局部皮肤感觉过敏等表现。随后，发病部位的皮肤很快会出现烧灼感、发红，继续发展出现红斑或者粟粒至黄豆大小的凸起的疹子，一簇一簇的，并且每簇疹子不互相融合。严重的时候疹子会迅速鼓起变为透明澄清的水疱，水疱之间的皮肤正常不受影响。皮肤损伤的情况也有发生，损伤的皮肤会沿某一神经的走向呈带状分布，多发生在身体的一侧。当皮肤损伤发生时皮肤会异常敏感，疼痛很剧烈。

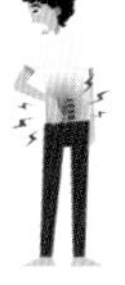

老年人哪些部位好发生带状疱疹

带状疱疹多发生在身体的单侧，一般不会超过身体的正中线，沿皮肤表面的神经分布发展。按发生的常见部位，依次为：胸部（最常见）、面部、眼部、耳部、颈部、腰骶部（臀部上缘水平面到皮带以下）等。通常按照发生的部位以及被侵神经而命名，如最常见的肋间带状疱疹。分布于脸部的三叉神经的第一支神经被侵犯时，该神经所支配的面部受到的损害颇为严重，不仅疼痛剧烈，而且炎症会影响眼角膜或眼球，可能导致失明。

带状疱疹后遗神经痛有哪些表现

带状疱疹消退后 1 个月出现持续、阵发加剧的疼痛，60 岁以上的人出现后遗神经痛居多，并且年龄越大发病率越高。据统计，70 岁以上的老年患者，接近 50% 的会遗留长期疼痛。典型的表现是原疱疹部位的皮肤自发性地出现疼痛，不能触摸，甚至衣服摩擦都能引起“火烧火燎”的灼烧感。严重时可有刺痛、刀割、电击样的痛感。疼痛部位夹杂有麻或痒的感觉，疼痛会持续，有时会间断性加剧，严重影响睡眠和生活，疼痛常持续几个月甚至几年。

老年人患带状疱疹怎么办

老年人患带状疱疹一定不要惊慌害怕，要尽早去医院就医。

首先，早期要尽可能多休息，增加营养摄入以提高抵抗力。除了应用抗病毒药物以外，还要应用维生素等营养神经的药物以促进修复，更重要的是尽早控制疼痛，以免遗留长期神经痛。对于疼痛药物治疗效果不佳的情况，要通过微创介入手段尽快控制疼痛，既可减轻痛苦，又可避免慢性疼痛的发生。千万不要相信民间偏方，更不要相信带状疱疹长一圈会死人的谣言。

其次，局部对症处理，一旦染上这个疾病，一定要避免患病处受到摩擦，并用洁净毛巾沾冷水湿敷出现疱疹的部位。千万不要弄破水疱，以免引起细菌感染而加重病情。如果已经出现感染，可用硼酸溶液湿敷，或使用过氧化氢（双氧水），无须稀释，直接涂在患部。眼部的带状疱疹应尽量用阿昔洛韦等抗病毒药水滴眼。紫外线疗法对带状疱疹的疗效非常显著，不仅能预防感染，而且能缩短疾病疗程，迅速止痛。此外，激光疗法也有很好的疗效，能促进疱疹早日愈合。

最后，微创神经介入镇痛治疗是治疗带状疱疹神经痛最有效的方法，对于疼痛剧烈、药物治疗效果不佳的带状疱疹，可以有效减轻疼痛，避免带状疱疹后遗症发生。

老年人如何预防带状疱疹

提高机体抵抗力对于预防带状疱疹的发生至关重要。要做到生活规律、乐观豁达、坚持适当科学的运动、平衡膳食、劳逸结合，提高抗病能力是预防本病最有效的措施。接种疱疹病毒疫苗也是预防本病的有效手段。

中医如何预防带状疱疹

中医认为增强免疫力是治疗的根本。早在两千多年前的《内经》中，就记载增强免疫力的三个法则。

◆顺应自然，及时增减衣服。其主要思想有“顺四时而适寒

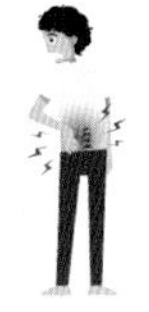

暑”“服天气而通神明”“春夏养阳，秋冬养阴”。

◆保持精神愉悦。如果长时间心情不好、压力大，或者突然受到严重的精神创伤，带状疱疹就会发生。“恬淡虚无”“积精全神”“精神内守”从而使“形体不蔽，精神不散”。

◆保养正气。“正气存内，邪不可干。”带状疱疹的发生常因为抵抗力下降及正气不足所致，合理膳食，适度运动，随温度变化增减衣服，保持良好的精神状态就可以做到正气内存，从而预防带状疱疹的发生。

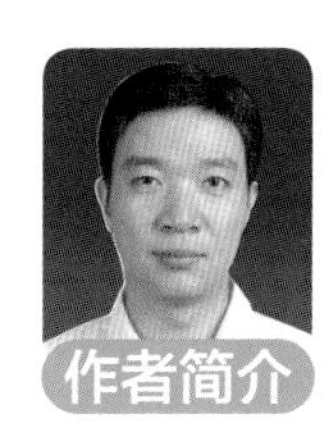

贾东林，北京大学第三医院，疼痛医学中心副主任医师，医学博士。

“甜蜜的痛”
——糖尿病患者为什么四肢痛

老张有糖尿病十余年，血糖一直忽高忽低，非常不稳定，老张也没在意，然而从一年前开始，老张感觉手脚麻木，并逐渐出现烧灼及针刺样疼痛，尤其在夜晚这种疼痛尤为明显，老张不但在夜晚难以入睡，而且经常在睡梦中疼醒，夜晚已变成老张最恐惧的时间，老张将近一年没有睡过整晚的觉，每天不足两个小时的睡眠，像是在煎熬，老张痛苦万分并因此出现情绪低落，容易发脾气，为此老张在家人的陪同下辗转多个科室，最终在神经内科确诊为糖尿病性神经痛，也就是我们常说的糖尿病痛性周围神经病。

糖尿病痛性周围神经病是如何发生的

提起“糖”这个字大家的第一反应就是甜，但是血液里的糖过多可不是什么“甜蜜”的事。适量的葡萄糖能够为人体提供所需的能量，然而在糖尿病患者的体内，血液中的葡萄糖水平虽然很高，但是并不能被有效地利用，反而会对身体产生种种坏处，其中之一就是导致周围神经病变。血糖升高一方面会直接导致神经纤维肿胀，发生神经病变。另一方面高血糖也会使微小血管变窄甚至完全

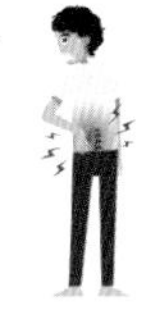

堵塞，这些微小血管是为神经纤维输送营养物质的，就像人不吃饭会营养不良、会生病一样，神经纤维缺少供血后也会营养不良并且发生神经病变。

糖尿病痛性周围神经病的患病率为 7% ~ 20%，占全部糖尿病神经病变病例的 10% ~ 32%。患者糖尿病病史越长，血糖控制越差，越容易发生糖尿病痛性周围神经病变。在糖尿病病史长达 20 年的患者中，有半数以上出现痛性周围神经病变。

糖尿病痛性周围神经病有哪些表现

糖尿病最容易影响的是人体中细小的末梢神经，最典型的例子就是手指和脚趾尖端的末梢神经，有时表现为麻木，有时有针刺样的疼痛，有时是烧灼样疼痛如同光着脚丫在炭火上走一样，有时像有蚂蚁在爬的感觉。神经病变会逐渐上行，比如从手指发展到手腕，从脚趾尖发展到脚踝甚至到膝部。有些患者会有穿着袜子或戴着手套的感觉。

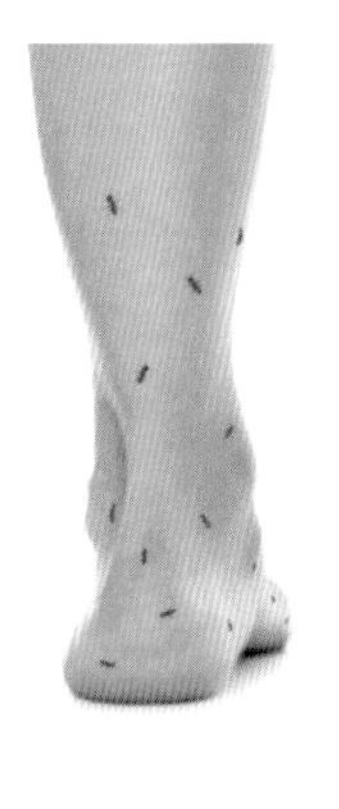

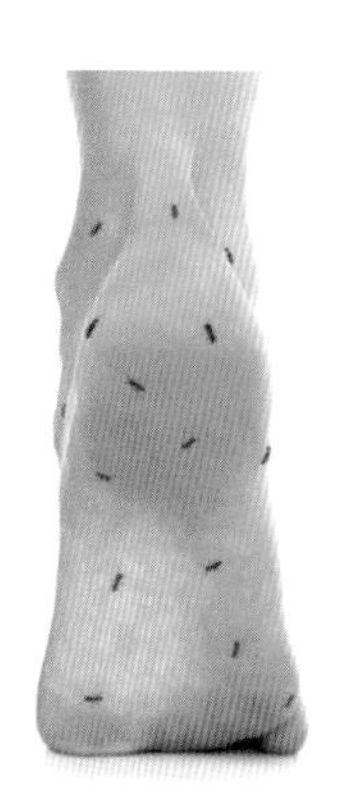

在生活中还有一些现象也值得警惕，比如碰到很烫的水也不觉得痛，或者拿东西时觉得手指尖痛，这些都是糖尿病周围神经病变的表现。因为糖尿病导致周围神经病变产生的疼痛会给患者带来极大的痛苦。患者日常行为如行走、持物等能力下降，影响正常活动，夜间疼痛加重，严重影响患者的睡眠质量。慢性顽固性持续疼痛还会导致患者严重抑郁、焦虑并影响血糖控制，甚至导致心脑血管病的发生。

糖尿病痛性周围神经病如何防治

国际最新治疗理念强调，糖尿病痛性周围神经病的早期诊断及早期防治很关键。一旦确诊了糖尿病痛性周围神经病就应该积极地采取措施进行治疗。

血糖控制 良好的血糖控制可预防Ⅰ型糖尿病患者神经病变发生，并能延缓神经病变的进展，但在Ⅱ型糖尿病患者中，这方面的证据不足。此外，良好的血糖控制和减少血糖波动可改善患者疼痛症状。

全身用药 糖尿病痛性周围神经病常常伴有患者生活质量的下降和各种功能的受损，患者要想恢复到最佳状态，所用药物必须能够治疗慢性疼痛、睡眠障碍、焦虑或抑郁，属于全身性用药。

局部用药 主要用于疼痛部位相对比较局限的情况。如硝酸异山梨酯喷雾剂、硝酸甘油贴膜剂可使患者的局部疼痛及烧灼感得到减轻；辣椒素可减少疼痛物质的释放；局部应用5%的利多卡因贴片也可缓解疼痛症状。

微创介入治疗 交感神经阻滞可扩张下肢血管，改善肢体远端的循环，有助于缓解患者的疼痛不适，如果效果理想，则可以将交感神经进行部分毁损，使肢体远端的循环持续得到改善。另外，脊髓电刺激是目前国际上较为流行的一种治疗方法，其长期有效率可达50%甚至以上。

足部护理 由于神经病变导致足部发生感觉的异常或缺失，容易造成足部的损伤，以致发展为糖尿病足，因此每日检查足部，定期门诊复查也是必不可缺的。

物理治疗 经皮电刺激、针灸、红外照射、激光、电磁场、指压按摩等方法可以改善疼痛，但普遍疗效还有待进一步验证。

患者教育 临床医生应向患者强调定期运动的重要性，这不仅可以改善患者血糖、血脂及血压水平，还可以预防神经病变的发

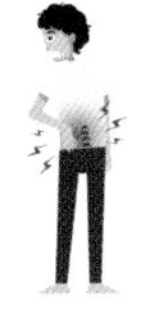

生、发展。研究显示，与没有任何运动锻炼的患者相比，每周至少运动 4 小时的患者感觉神经病变发生率明显降低，此外，当患者结合力量训练时，疼痛和神经性症状显著减少。

心理支持 神经细胞的修复需要缓慢的过程，应耐心配合治疗，放松心情尤为重要，适当的抗抑郁、抗焦虑药物的使用可以帮助患者稳定情绪，促进疾病恢复。

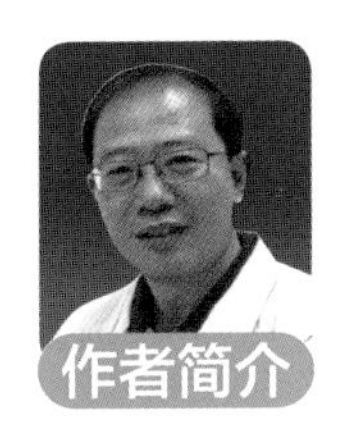

罗盛，北京医院，疼痛科副主任医师。

如何缓解淋巴水肿带来的疼痛

淋巴水肿是由于淋巴液回流障碍在组织间隙滞留所导致的组织水肿、慢性炎症和组织纤维化等一系列改变，后期由于肢体增粗、皮肤增厚坚韧如大象的皮肤，亦称“象皮肿”。

淋巴水肿是怎么引起的

人体的淋巴系统是血液循环系统的一部分，由淋巴器官、淋巴管和淋巴组织构成，正常情况下，机体产生的淋巴液在淋巴管内循环，最后流入静脉进入血液循环。淋巴液由水、蛋白质及代谢产物构成，当淋巴液回流不畅时，聚积在组织间隙就会产生淋巴水肿。

淋巴水肿有哪些类型

淋巴水肿分为原发性淋巴水肿和继发性淋巴水肿。

原发性淋巴水肿常由于遗传性或先天性淋巴系统发育不良引起。

继发性淋巴水肿是由感染、损伤、手术、恶性肿瘤、放疗等继发因素，引起淋巴管阻塞、回流障碍、压力增高，淋巴液聚积于组织间隙，导致淋巴水肿。

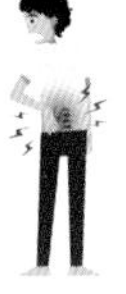

哪些人群易患淋巴水肿

◆有淋巴水肿家族遗传史；

◆有恶性肿瘤病史，尤其是伴随淋巴结转移、淋巴结清扫术后、放射治疗后的患者；

◆下肢静脉曲张和瓣膜功能关闭不全的患者；

◆淋巴管和淋巴结炎症患者；

◆腹股沟淋巴结摘除术后患者；

◆因大隐静脉曲张剥离术或冠脉搭桥术而切取下肢隐静脉的患者；

◆下肢软组织撕脱伤的患者；

◆术后感染、高龄、肥胖的患者也是易发淋巴水肿的高危人群。

身体的哪些部位容易发生淋巴水肿

淋巴水肿会发生于机体的任何部位，如手臂、足部、腿部、脸部、颈部、胸部、腹部以及生殖器官，由于不同的病因，淋巴水肿会发生在不同部位。

肿瘤以及损伤引起腋窝、腹股沟和腹膜后淋巴结受累或淋巴结清扫手术常引起相关部位的淋巴水肿。如乳腺癌腋下淋巴结受损的患者，患侧手臂、胸部及靠近淋巴结的背部位置均可能出现不同程度的淋巴水肿；宫颈癌、子宫内膜癌、卵巢癌等妇科盆腔肿瘤患者，膀胱癌、直肠癌、前列腺癌及阴茎癌等腹股沟及腹部淋巴结受损的患者，患侧腿部及生殖器官则可能出现不同程度的淋巴水肿；颌面部肿瘤引起颈部淋巴结受损，就可能会引起头部及颈部淋巴水肿。

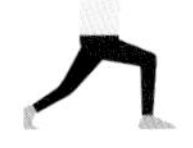

淋巴水肿会自行消退吗

肿瘤淋巴结清扫术后或术后辅助放疗，早期出现上肢或下肢淋巴水肿，可通过残留淋巴管的扩张和淋巴管侧支循环开放等机体的代偿机制，来促进淋巴液回流，多数患者术后不久水肿可自行消退。

部分患者会逐渐发展成为不可逆的慢性淋巴水肿，引起肢体紧绷、沉重、活动受限或伴随疼痛，还可继发溃疡、炎症，影响生活、工作和社交活动。

淋巴水肿如何治疗

目前在国际上被广泛认可和应用的是淋巴水肿综合消肿疗法，包括局部皮肤护理、淋巴手法引流、治疗性功能锻炼和低弹力绷带加压包扎以及后续的康复治疗。

间歇压力疗法：第一阶段应用循环驱动治疗仪由患肢远心端向近心端循序按压治疗；第二阶段选择大小合适的弹力袜、弹力袖或弹力绷带给水肿部位持续加压，确保水肿消退。

此外，还可选择使用冲击波、低能量激光、肌内效贴以及利尿药物等辅助治疗。

怎样监测淋巴水肿的变化

早期淋巴水肿多出现在肢体远端的足背或手背，呈指凹性水肿，仅有皮肤发紧、发胀，休息后水肿消失或抬高患肢时水肿消退。

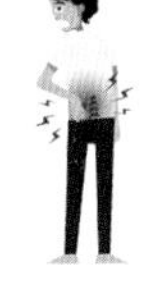

随着病情进展，患侧肢体肿胀沉重、疲劳感增强或伴有胀痛，皮肤变得粗糙，色素沉着，皮肤增厚，组织变硬，患侧肢体不断增粗，呈非指凹性水肿，活动受限，可伴有皮肤感觉异常等。

测量肢体的围度，并将两侧肢体周径对比，患侧肢体周径比健侧粗 3cm 以下为Ⅰ级水肿，比健侧粗 3～6cm 为Ⅱ级水肿，比健侧粗 6cm 以上为Ⅲ级水肿。

如何进行自我淋巴引流

◆利用机械方法或手法，从肢体的最远端开始，沿淋巴管的方向向近心端挤压，促进淋巴回流。

◆通过主动和被动的患肢运动，促进淋巴回流，避免睡卧压迫患肢。

◆抬高患肢，利用重力作用促进淋巴回流，减轻水肿。

◆正确使用弹力绷带或弹力袜：

· 弹力绷带的宽度和松紧度适宜，以能将一个手指伸入缠绕的绷带圈内为宜；

· 在清晨起床前包扎淋巴水肿部位为好；

· 包扎时应从肢体远端开始，逐渐向近心端缠绕；

· 绷带包扎期间应密切观察指（趾）末梢皮温、皮肤颜色及指（趾）、掌是否活动自如。与健侧相比，如指（趾）末梢皮肤发紫、感觉发麻，说明绷带包扎过紧，应及时调整松紧度。

· 弹力袜的选择应合乎患者肢体周径。

患者要学会弹力绷带包扎的操作方法，一般出院后要持续做 2～3 个月，待水肿稳定后可穿戴压力手臂套，以巩固治疗效果。

◆选择穿戴合适的压力衣。

◆若外出时间较长，应佩戴弹力袖带，出现患肢肿胀、沉重感加重的情况应及时就医，做到早发现早治疗。

如何进行自我功能锻炼

适当的功能锻炼可有效预防淋巴水肿的发生，并促进淋巴水肿的消退。避免剧烈运动，可以进行有规律的有氧运动如打太极拳、做瑜伽、游泳、散步等轻柔或拉伸性的锻炼，促进肢体功能恢复。

上肢淋巴水肿的自我功能锻炼

上肢淋巴水肿在进行功能锻炼时，应循序渐进，需要锻炼的部位包括手、手臂和肩部，如上肢上举摸头以伸拉胸肌和斜方肌，适度地做患肢的屈曲或伸展活动以及扩胸呼吸锻炼等以促进患肢功能恢复。避免重复性的劳动如拔草、锄地、打字、揉面等，不用患肢做抡、摔、拉、按、提负重物的动作。

下肢淋巴水肿的自我功能锻炼

下肢淋巴水肿患者需将患肢抬高，可进行髋关节、膝关节、踝关节的主动活动和下肢抬举运动以及脚后跟滑行动作，同时配合腹式深呼吸，促进淋巴回流。随着病情缓解，遵循灵活、适度、循序渐进的原则，可以进行一些爬楼梯、慢走、快走、骑自行车等有氧运动，加快淋巴回流，促进水肿的消退。减少长时间站立、长途旅行等诱发下肢淋巴水肿的因素。避免跑步、爬山、跳舞等剧烈运动，以免加重下肢水肿。

淋巴水肿患者常见问题

可以洗澡吗

如果淋巴水肿部位的皮肤没有破损及溃疡，可以使用中性的肥皂或沐浴液清洗。不建议桑拿、温泉浴、日光浴和较长时间的热水浴，以免加重水肿。

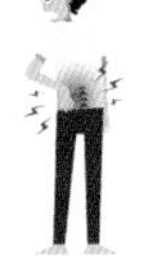

如何保护水肿部位的皮肤

保持皮肤干净，滋润良好，注意皮肤和指（趾）甲的卫生，可以使用保湿的护肤品，防止皮肤干燥或破损。但不建议使用含香精、防腐剂、凡士林的护肤品，避免引起皮肤过敏或加重皮肤干燥。

保护水肿部位的皮肤，避免暴晒、蚊虫叮咬和外伤如烫伤、碰伤、抓伤、切伤等，不建议佩戴戒指、手镯等饰品，防止皮肤损伤、破溃与感染。

忌对患肢进行盲目强力按摩以及用过热、过冷的外敷刺激等。

如果皮肤出现红肿、发热以及疼痛加重的症状，很有可能发生了感染，应去医院就诊处理。

患有淋巴水肿的肢体可以输液吗

尽量避免在患侧肢体量血压、注射、输液和针灸，防止水肿加重和皮肤损伤感染。

淋巴水肿的患者饮食注意什么

调整饮食结构，低盐饮食，避免加重水肿，避免摄入辛辣、冷热等刺激性较强的食物，适当增加碱性食品的摄入，调整体液酸碱平衡，加强营养，提高机体免疫力。

如何保持良好的精神状态

避免过度疲劳，通过松弛训练等方法缓解和释放压力，保持良好的精神心理状态，防止因内分泌失调、代谢紊乱及免疫功能低下而诱发和加重淋巴水肿。

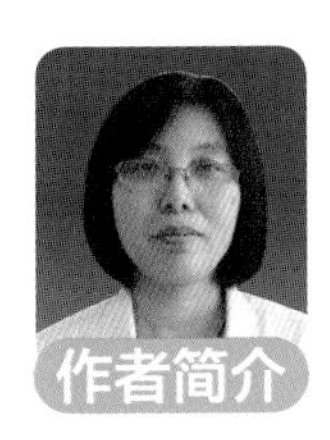

张静，河北医科大学第四医院，疼痛康复科主任、医学博士、主任医师。

第二篇

掌握这些，做自己的家庭康复医生

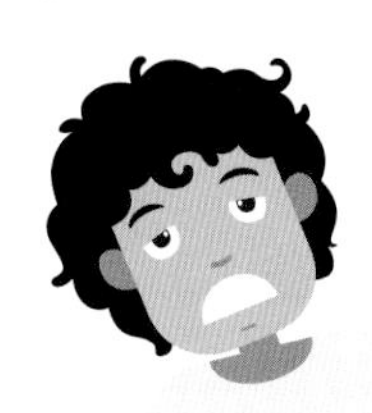

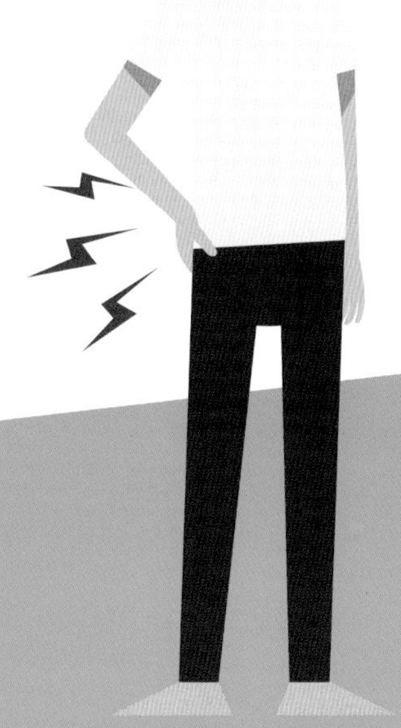

解除神经痛
三大微创技术

王师傅是一位出租车司机，已经工作十余年了，最近几天因为腰痛不能上班，工友们来看望他，看他躺在床上长吁短叹的，就建议他去看看疼痛科。王师傅听了直摇头，心想：疼痛科对我的腰痛能有什么办法啊？最多就是打“封闭”吧。于是回家后天天躺在床上休息，而疼痛却没有缓解，王师傅这时终于知道着急了，最后还是让家人带着来疼痛科就诊。

疼痛科门诊的医生询问了病情，并做了查体和辅助检查，医生告诉王师傅，他的腰痛是由于腰部脊神经的分支受到卡压所致，诊断是“腰脊神经后支痛”。先给予非甾体消炎药加解除肌肉痉挛的药物，如果服药 3 天后疼痛缓解不理想，就需要来疼痛科进行腰脊神经后支阻滞治疗。

家人听了以后松了一口气，只要诊断明确，也有了治疗方案，那就不用再着急了。王师傅对自己的腰痛不怎么担心了，但他有个疑问憋了半天终于还是说出来。他问医生，难道疼痛科的治疗不就是打“封闭”吗？

其实疼痛科治疗不仅仅是打“封闭”这么简单，这就来说说疼痛科到底有哪些微创技术来治疗神经痛。

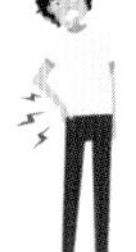

微创技术之一——神经阻滞

其实不单是对于腰痛，对于颈肩部和腿部的疼痛来说，疼痛科治疗的手段都是多样化的。但治疗的原则是类似的，即从简单到复杂，从无创到有创。一般是先选择药物治疗，以口服药物为主，根据患者的特殊情况也可以选择非口服用药，比如肌肉注射、静脉输注或者皮肤贴剂等。如果药物治疗效果不理想，就需要考虑神经阻滞治疗。

特别强调，神经阻滞疗法不是大家普遍所认为的“封闭”治疗。“神经阻滞”是指在神经干、丛、节的周围注射局麻药，阻滞其冲动传导，使所支配的区域产生麻醉作用，称神经阻滞。而“封闭”是用低浓度局麻药在脏器周围环形注入，例如，在阑尾切除术、腹股沟疝修补术时，会进行“肾囊封闭”，即使用 0.25% 普鲁卡因 100ml 注入肾囊周围。这和仅使用几毫升药物、精准定位的神经阻滞是两回事。所以，神经阻滞和“封闭”是完全不同的方法和概念。

微创技术之二——神经射频

如果患者经过神经阻滞可以缓解疼痛，但一段时间后，又开始疼痛，那么可以考虑进行神经射频治疗。它的原理和神经阻滞类似，但并不是使用局麻药，而是利用专门的射频仪通过高频电流在电极末端产生电场效应或热效应，起到修复神经，减轻神经炎症以及阻断疼痛信号的作用。

神经射频主要分为两种模式：脉冲射频和标准射频。

脉冲射频 这是一种神经调制技术，在 B 超或 X 线引导下，通过射频针精准找到颈椎或腰椎病变的神经根，对其进行脉冲电场刺激，来减少神经本身炎症因子的产生，增强神经根耐受不良生理环境的能力，从而大幅度减轻患者的神经根性疼痛、麻木症状。脉冲射频对神经完全无伤害，仅是调节修复神经功能，就好像给神经做了一次按摩保养。该治疗技术主要用于伴四肢放射性疼痛或麻木的神经根型颈椎病、腰椎间盘突出症、老年腰椎退行性病变。需要说明一点，由于该技术本身并没有去除病因，所以部分患者的疼痛可能复发，这是正常现象。如果疼痛复发，可以选择再次进行射频治疗，因为该技术本身对人体几乎没有损伤，仅仅在治疗部位留一个穿刺针眼，完全可以重复进行。

标准射频 对于保守治疗无效的单纯颈肩痛，以及老年性退变性腰痛，我们采用脊神经后支标准射频技术。该技术通过穿刺使射频针精确地到达目标神经，以 75～85℃的高温来灭活这些引起患者疼痛并严重影响患者生活质量的细小神经，阻断疼痛信号的传递，最终大幅度缓解甚至完全消除患者的病痛。由于这些细小神经被高温灭活，所以疼痛复发率很低，很多老年人通过一次标准神经射频手术，避免了开放手术，极大地减轻疼痛，提高了生活质量。

微创技术之三——脊髓电刺激

仍有少部分顽固性神经痛，比如带状疱疹后遗神经痛、臂丛神经损伤、幻肢痛，经过神经射频治疗，可能疼痛缓解还不理想，可以考虑脊髓电刺激治疗。脊髓电刺激是将特殊的电极放置到硬膜外腔，刺激器产生特殊的电刺激，通过电极传导到硬膜外腔，会在患者疼痛区域产生轻微麻刺感，从而打断疼痛信号的传递。该治疗不用任何药物，可以说是一种“绿色治疗”。

上述三种技术都属于微创介入手术，仅仅在手术部位会有一个或几个细细的穿刺针眼，在局部麻醉状态下即可施行，几乎不出血，术后一般当天就可下地活动，既安全又有效，很多时候能够达

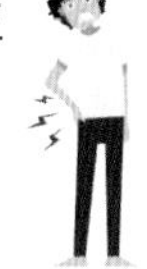

到开放性手术的效果，但又避免开放性手术的巨大风险。

王师傅在详细了解疼痛科的三大特色微创治疗技术后，心中的石头也终于落地了。经过术前准备，他在疼痛科接受了腰脊神经后支热凝射频治疗。疼痛科医生借助 X 光机的定位，将 2 根专用的穿刺针准确放置到引起此次腰痛的脊神经后支走行处，先进行测试性刺激，王师傅腰痛的部位出现了特殊的麻刺感，确认神经定位准确后进行标准射频。手术过程很顺利，王师傅整个过程都是清醒的，还没下手术台，王师傅就觉得腰痛缓解了许多。术后当天王师傅就出院了，腰痛明显缓解。但医生还是嘱咐他，平时要加强腰背部肌肉力量锻炼，只有及时的治疗加上良好的日常维护，才能让腰痛远离自己。

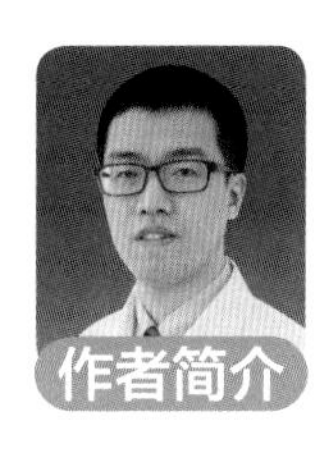

刘波涛，中日友好医院，全国疼痛诊疗研究中心副主任医师。

颈椎微创术后如何康复

颈椎微创术后选择正确的康复锻炼，可以明显缩短术后恢复时间，增强手术疗效，降低手术并发症的发生风险。因此颈椎术后的正确康复，与颈椎手术本身同等重要，需给予足够的重视。颈椎术后应当尽早有计划地开始进行康复锻炼，这样有利于改善颈部肌肉的血液循环，缓解颈部劳损等导致的不适症状，防止肌肉萎缩以及软组织粘连。在进行康复锻炼前，首先要调整好自己的心态。

“养病”的观念不可取

颈椎功能的良好恢复取决于适当的功能练习，过度的卧床“静养”只能加重肢体的肌肉萎缩，造成关节粘连、压疮、深静脉血栓、静脉炎、本体感觉下降、协调性下降以及肢体功能持续下降等不良后果。因此颈椎术后应即刻开始功能锻炼，除颈部制动外，身体其他部位应进行练习，以保持身体良好的整体素质，促进局部损伤的恢复。患者自身能独立完成的日常生活活动，也不应依赖他人帮助，以免造成身体功能的进一步衰退。

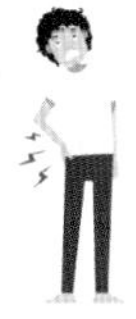

克服惰性，要持之以恒

多数功能恢复练习较为枯燥，需要多次重复，并且需长期坚持进行，才会达到良好效果。抱有“立竿见影”和“等着慢慢恢复”的思想都是错误的，只会造成不良后果或延误治疗的最佳时机。伤口的愈合、炎性物质的吸收以及血液循环的重新建立等，都是需要一定的时间，不要因为一两天见不到效果就放弃锻炼，也不要因为见效缓慢就骤然增加锻炼量，这两种观念都是不可取的，康复锻炼要循序渐进、持之以恒，这样才能达到最佳效果。

颈椎微创术后到底应该如何康复锻炼

术后前 3 天

手术后前 3 天往往伴有颈部伤口的疼痛，以及手术区域出血的风险。所以前 3 天的康复锻炼，以颈部制动、床上肢体锻炼结合呼吸锻炼为主。肢体锻炼为肢体的屈伸锻炼，可有效防止肌肉萎缩和深静脉血栓形成。呼吸锻炼为腹式呼吸，要领为：精神集中、全身放松；先吸后呼、吸鼓呼瘪；呼时经嘴、吸时经鼻；细呼深吸、不可用力。每天 5 ~ 10 次，每次 5 ~ 10 分钟。床上翻身时，轴向翻身，即头 - 肩 - 胯始终处于同一平面。下床时间，依不同术式而定，一般术后 24 小时即可在有颈托保护的情况下下床活动。饮食以清淡、软质、富含膳食纤维的食物为主。

术后 3 天至 2 周

这一阶段，术区疼痛已经明显减轻，手术区域出血的风险也大大降低，且多数患者在这一阶段也可下床活动。此时，患者可以进行颈部肌肉等长收缩锻炼（在有颈托保护的情况下做耸肩运动）以及有针对性的康复锻炼，神经根型颈椎病患者应着重行上肢功能锻炼，即上肢各关节的屈伸锻炼；脊髓型颈椎病患者应当积极锻炼四肢的肌肉力量及功能活动。上肢的锻炼包括肩臂腕的活动以及握拳练习，还有手精细动作的训练，如穿针、系衣扣、拿筷子等，或者通过健身球的练习增强手的力量和灵活性。下肢的锻炼包括股四头肌的收缩练习、抬腿、踢腿等动作的练习，患者也可在家属和陪护人员的陪同或搀扶下练习行走，以增强下肢力量，尽早恢复下肢功能。

术后 2 周至 1 个月

多数颈椎术后的患者，可于 1 个月后摘掉颈托，所以在术后 2 周至 1 个月内的锻炼重点为颈、肩部肌肉锻炼，并防止颈部软组织粘连。

锻炼方法

屈伸抗阻：双手交叉放在额前，双手向后推自己的头，头用力向前顶，手与头形成对抗，这样就可锻炼颈部屈肌的力量。同理双手放于脑后，锻炼伸肌力量。

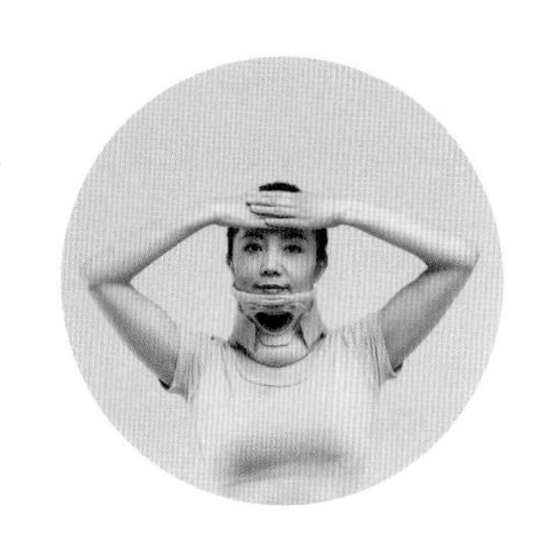

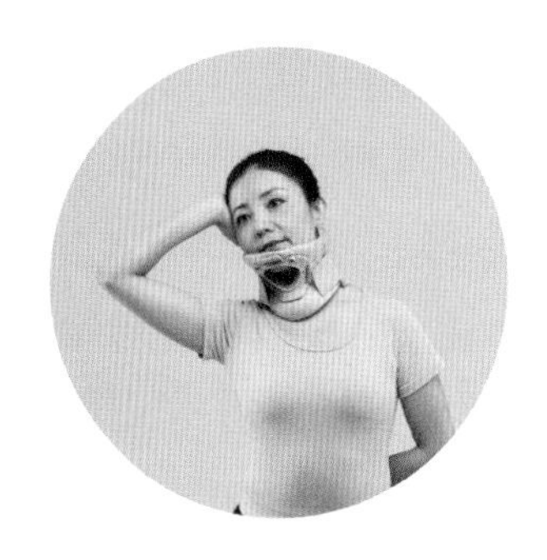

侧方抗阻：一只手放在头的侧面，头做侧屈的运动，这只手要顶住头不让它做侧屈的运动，给它一个阻力，此时可感觉到颈椎部侧方的肌肉在用力。

旋转抗阻：一只手放在头的侧后方，头做旋转的运动，这只手要顶住头不让它做旋转的运动，头手对抗，颈椎的旋转肌得到了锻炼。卧床时可不戴颈托行颈部的屈伸及旋转运动锻炼。

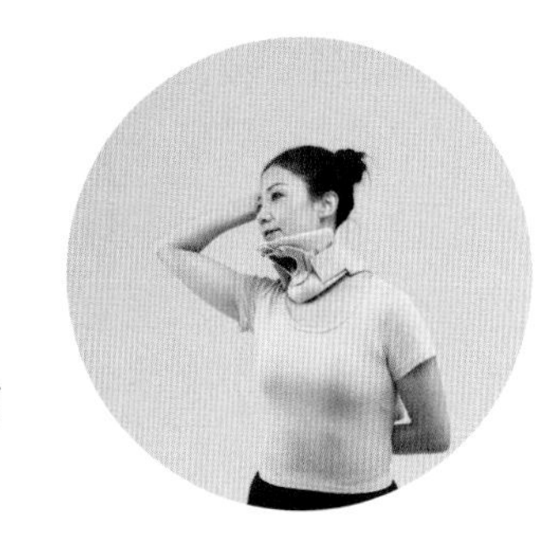

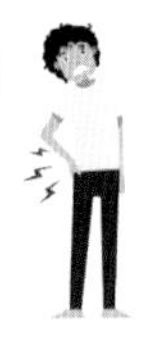

术后 1 ~ 3 个月

此时患者已完全摘去颈托，已基本没有炎症或水肿等症状，血液循环重建基本完成，骨性组织也已完成纤维粘连，此期间为颈椎术后康复的关键时期，应进行颈椎的全面康复锻炼。此时患者可以进行太极拳或八段锦训练，也可在家徒手行颈椎操锻炼。

双掌擦颈：用左手掌来回摩擦颈部，口中默念 8 次后，开始捏后颈，然后换右手，有助于颈部放松。

左顾右盼：头向左转 90°，停留 3 秒，再向右转 90°，停留 3 秒，做两个 8 拍。

前后点头：把颈尽量向前伸，停留 3 秒，再向后仰，停留 3 秒，做两个 8 拍。

旋肩舒颈：双手放在肩部，掌心向下，两臂先由后向前旋转 20 ~ 30 次，再由前向后旋转 20 ~ 30 次。

颈项争力：左手放在背后，右手手臂放在胸前，手掌立起向左平行推出，同时头部向右看，保持几秒钟，再换左右手。

摇头晃脑：左右、前后，单一方向 360° 旋转 5 次，再反方向旋转 5 次。

头手相抗：双手交叉紧紧贴颈后，用力顶头颈，头颈向后用力，互相抵抗 5 次。

仰头望掌：双手上举过头，手指交叉，掌心向上，将头扬起向上看手背，保持 5 秒。

放眼观景：眼球先顺时针缓慢转动 3 圈，后逆时针转动 3 圈。闭上眼睛，手掌搓热，附在眼皮上 5 ~ 10 秒。睁开眼睛看向远方，远方最好是有绿色的树木。

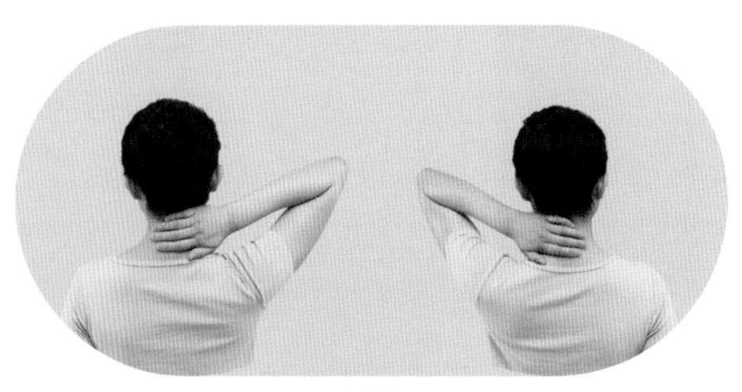

双掌擦颈

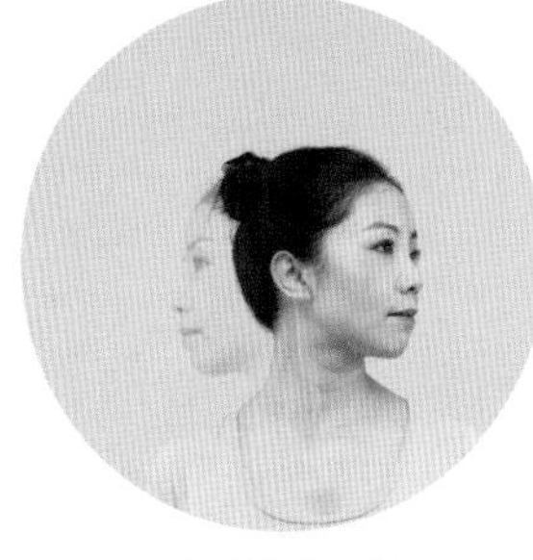

左顾右盼

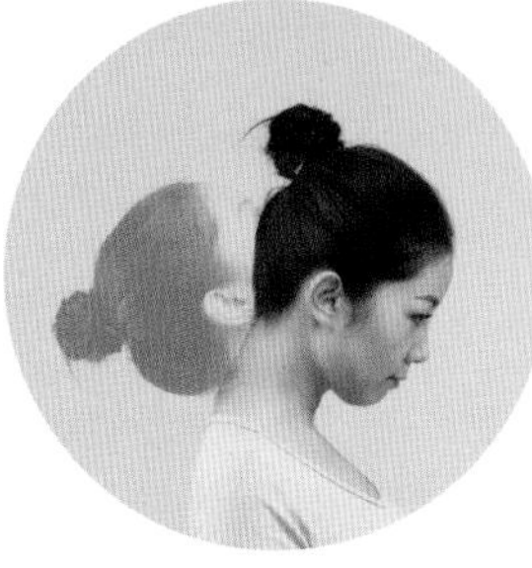

前后点头

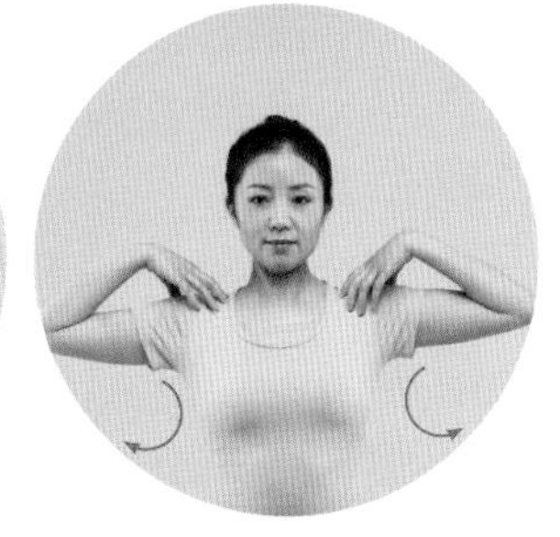

旋肩舒颈

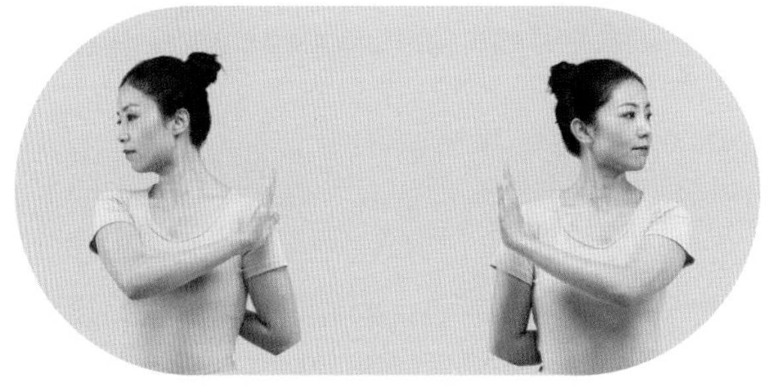

颈项争力

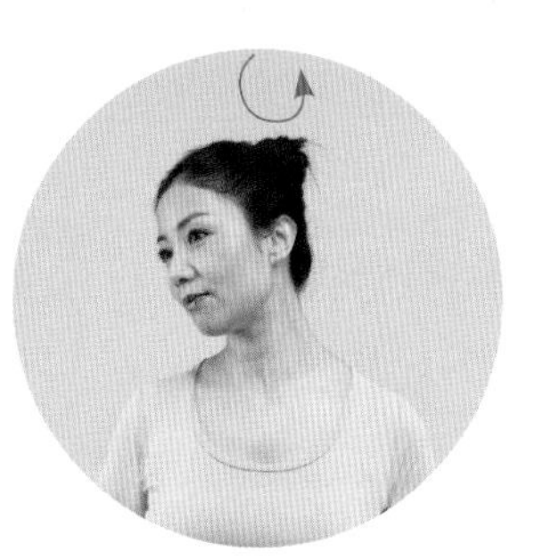

摇头晃脑

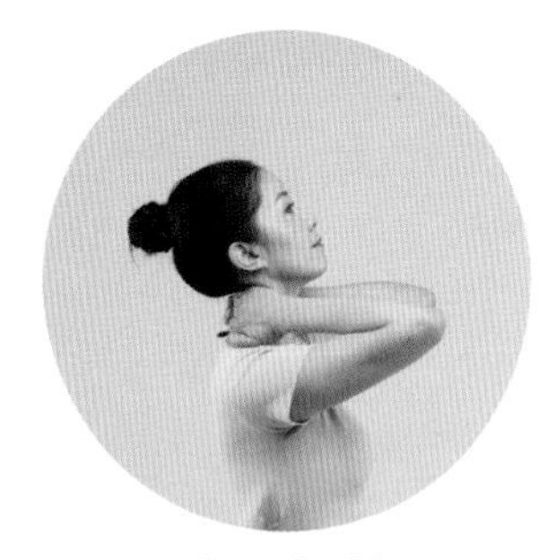

头手相抗

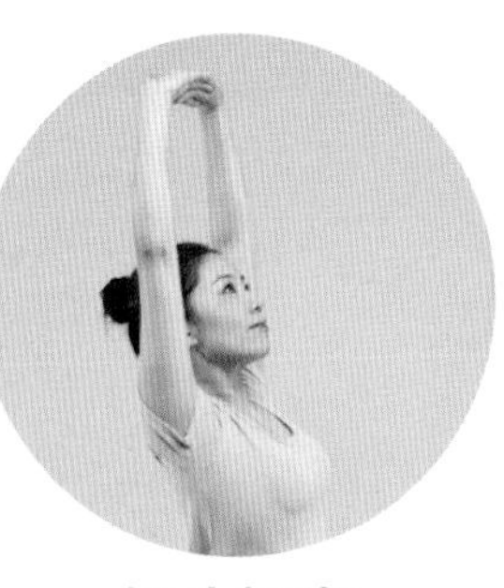

仰头望掌

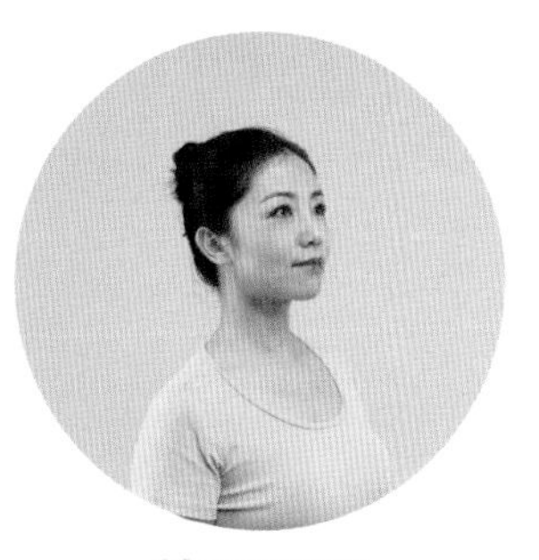

放眼观景

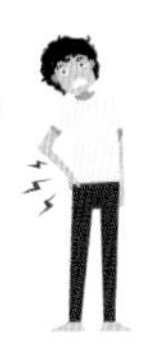

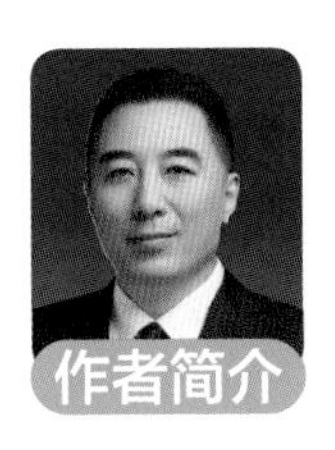

丁宇，中国人民解放军总医院第六医学中心，康复医学科主任、主任医师、医学博士、教授、硕士研究生导师、外科教研室副主任、脊柱微创中心主诊专家。

腰椎微创术后，应该知道的那些事

近年来，各种脊柱内镜微创介入手段发展迅速，在椎间盘源性腰痛、腰椎间盘突出症、腰椎管狭窄症等疾病的治疗上已经非常普及，并取得了良好的效果。经皮内镜微创手术创伤小、出血少，不影响脊柱稳定性，也极少破坏神经引起术后病理性疼痛。但是，不少人仍会有这样的疑问："我手术做完是不是就万事大吉了？反正是微创，疼痛也解除了，是不是不用休养可以直接工作了？"

其实，腰椎微创术后仍有许多需要注意的事项，手术后应坚持做康复训练。

术后疼痛与复发

经常有患者在术后咨询，"术后第 3 天怎么疼痛更严重了？""做腰椎间孔镜术后 1 个多月了，为什么晚上睡觉腰腿还是有酸痛感？""椎间孔镜术后 2 个月腿酸胀麻，但没有疼痛感，是复发的表现么？""我听说术后要静养，所以术后基本一直卧床，但腰部乏力越来越严重是怎么回事？"

一般腰椎间盘微创术后的复发率仅为 2%，当有再次外伤或受力病史，如弯腰搬重物、颠簸、便秘或久坐后会出现复发，特点为原症状再现，多伴有下肢放射痛，若怀疑复发，可复查磁共振确诊。

而大多数患者的腰腿疼痛术后基本可以获得缓解，但这里要注意的是，手术后第 3 天很多患者会出现椎间孔镜术后反复期或水肿期，表现为术前症状加重、有新发的症状（如腰腿麻木、疼痛、酸胀无力），这是因为术中解除神经粘连，术后神经周围出现炎症水肿或局部血肿，随着炎性血肿的消退，症状多自行缓解或消失。该期持续时间不定，从几天到 3 个月甚至更长时间不等。

另外，术后 3 个月内为腰椎结构自我重建的最佳恢复期，因此，选择适当的运动和功能锻炼对于腰椎微创手术术后的康复十分有帮助，同时还可以减少或避免术后残留症状及腰背肌功能下降的发生。

如何进行康复训练

术后 0 ~ 4 周

康复训练目的：减少术后神经根粘连，早期消除神经根水肿。

视频学习
扫这里哦！

具体训练项目

仰卧激活腰背肌训练：平躺，腰下放置一条大小适中的毛巾卷，用力缓慢下压毛巾卷，维持 2 ~ 3 秒，放松 2 ~ 3 秒，反复训练 20 次。

注意：毛巾卷大小要与腰椎弧度相吻合，或大或小都不正确。

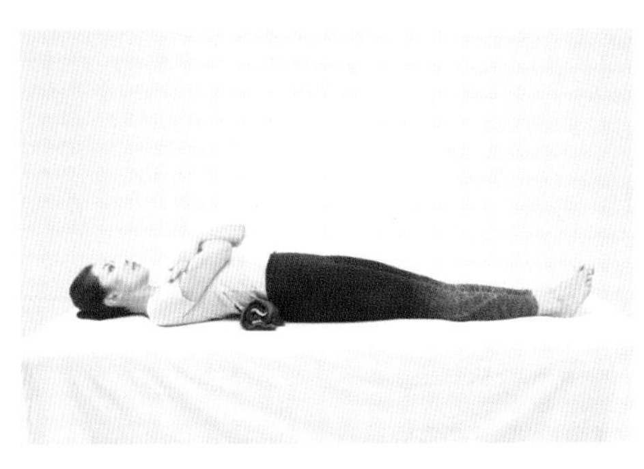

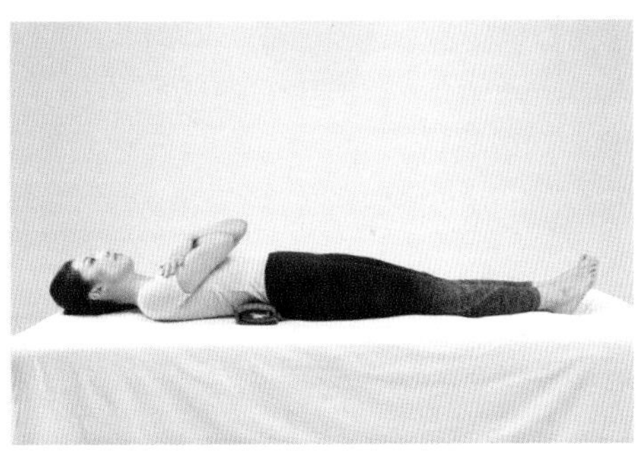

桥式训练：平躺屈膝，双手抱于胸前，缓慢将臀部上抬，维持3～5秒，缓慢放下，每次重复10～15个/组，2～3组/次。

注意：不要求动作幅度大，在能力范围内有运动趋势即可。

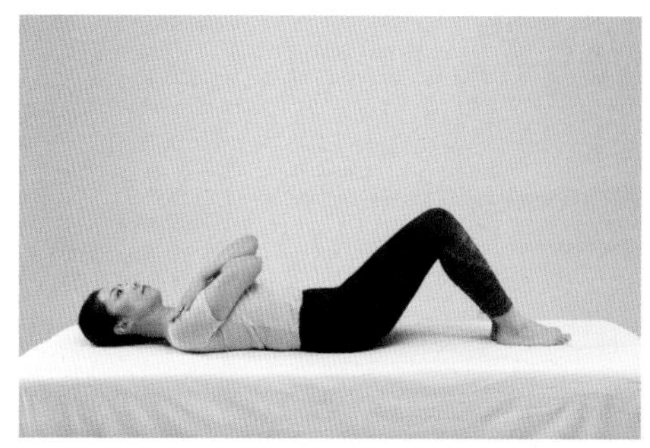
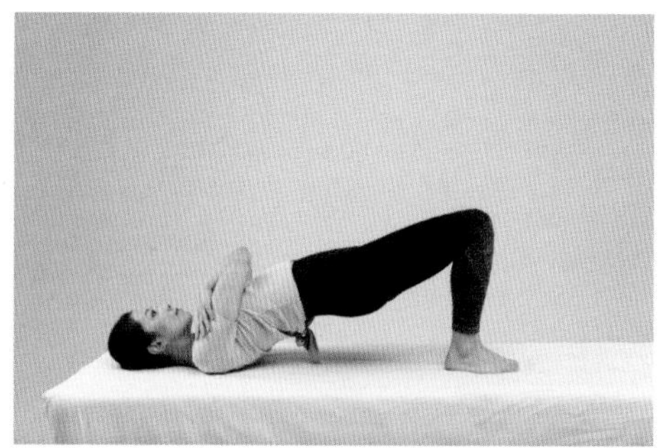

坐位轻晃：坐于床旁，双手抱胸，躯干保持中立位，小范围前后左右轻晃，各个方向每组10～15个，每次2～3组。

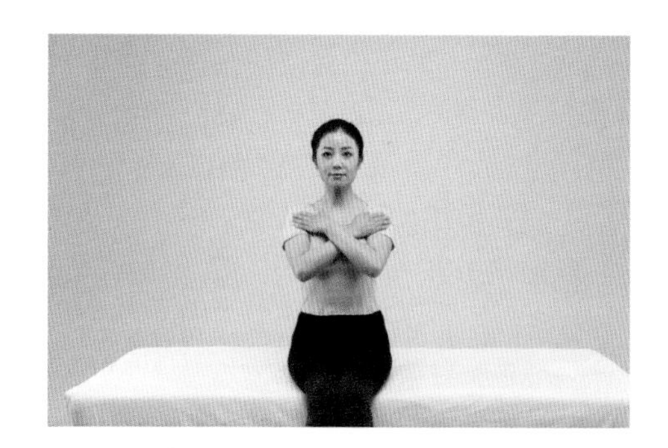

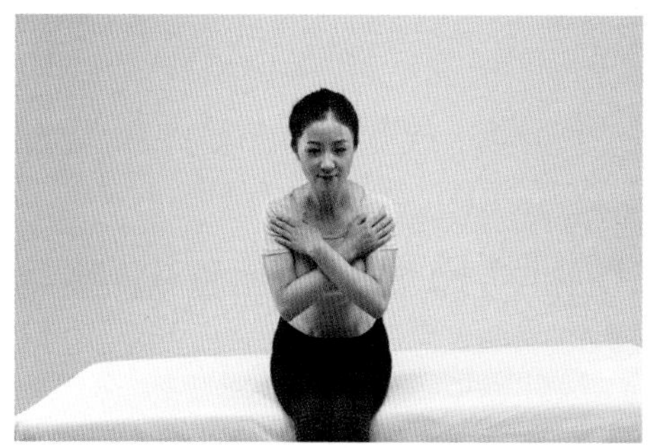
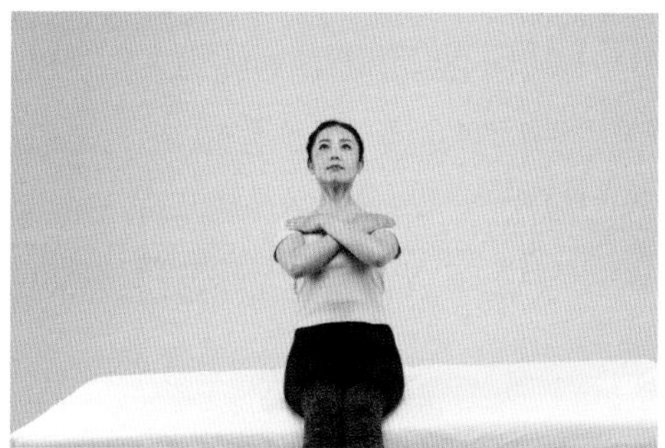

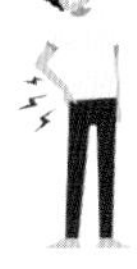

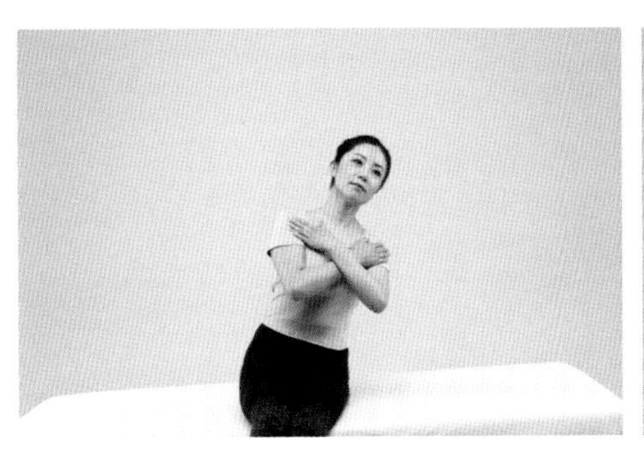

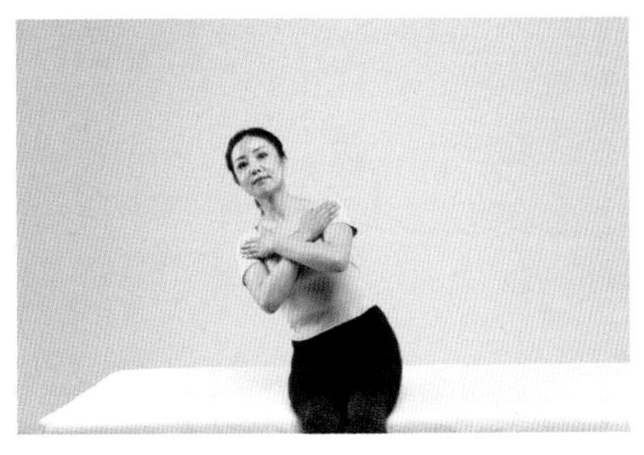

特别提示 锻炼频率没有硬性要求，应循序渐进，逐步增加锻炼次数，以上训练均可在每小时进行一次。

术后 4～8 周

纤维环愈合需要 3～4 周时间，建议 4 周后开始逐渐进行脊柱的侧屈、左右旋转训练。

目的：多裂肌等核心腰背肌是维持腰椎稳定性的主要支撑部分，合理的锻炼使腰背肌得到强化，柔韧性得到增强，从而保护腰椎、韧带等各个结构，加强小关节的承重。

具体训练项目

坐位侧屈训练：患者端坐床旁，双手抱胸，脊柱中立位，躯干向身体左右侧屈每组 10 个，每次 2～3 组，左右旋转每组 10 个，每次 2～3 组。

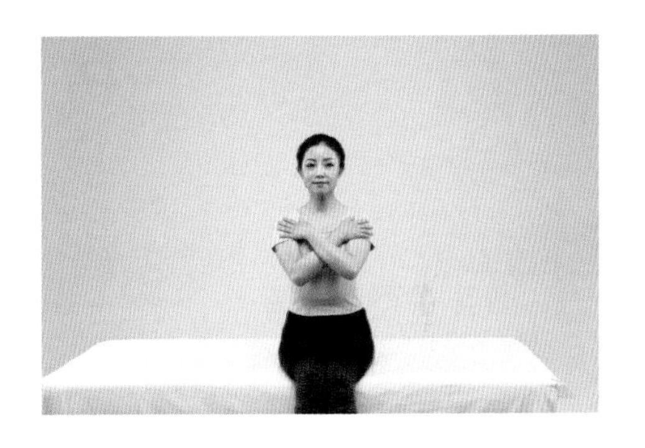

注意：躯干保持中立位，臀部尽量不离开床面。

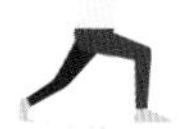

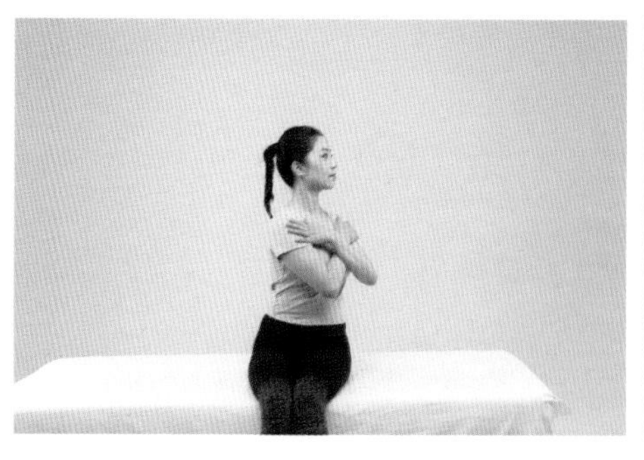

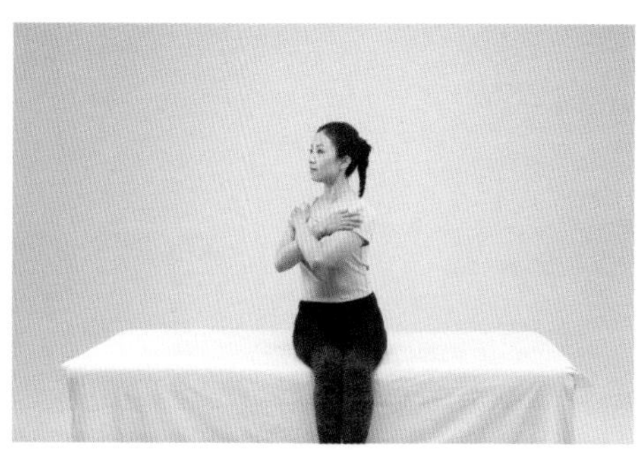

仰卧屈膝摆腿：患者平躺，双腿屈膝上举，在能力范围内做左右摆动训练，左右每组5～8个，每次2～3组。

注意：臀部尽量不要离开床面，动作幅度循序渐进。

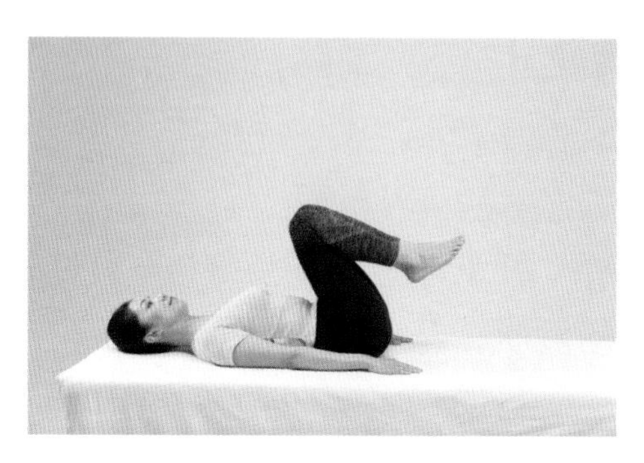

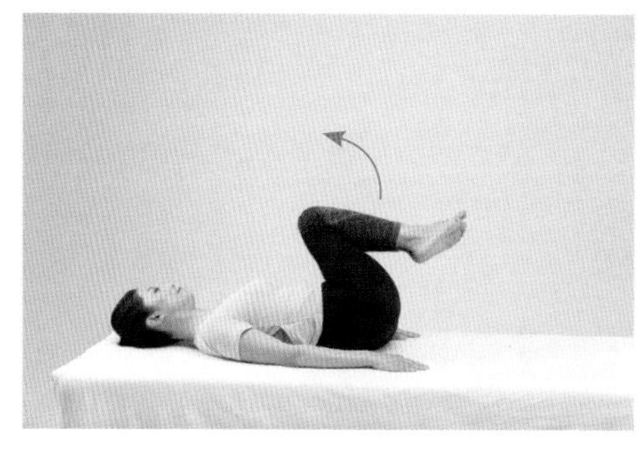

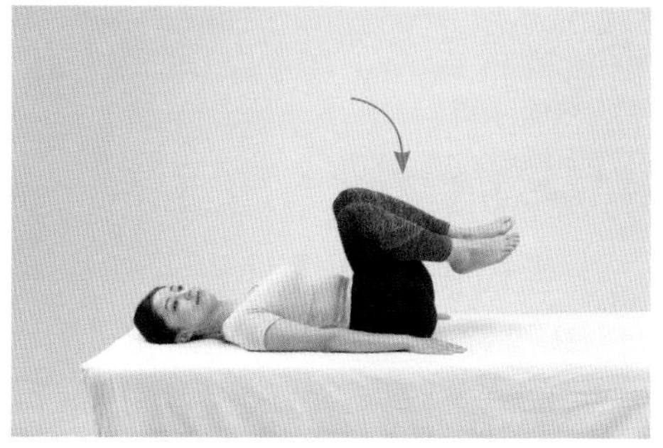

仰卧空蹬自行车：患者平躺，双膝屈曲上举，双脚离开床面，做空蹬自行车的动作，每次10～20圈。

注意：在双腿循环蹬车过程中，腿不宜伸太直，不宜离床面太近。

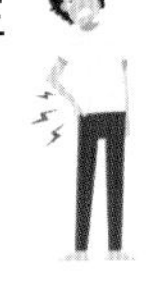

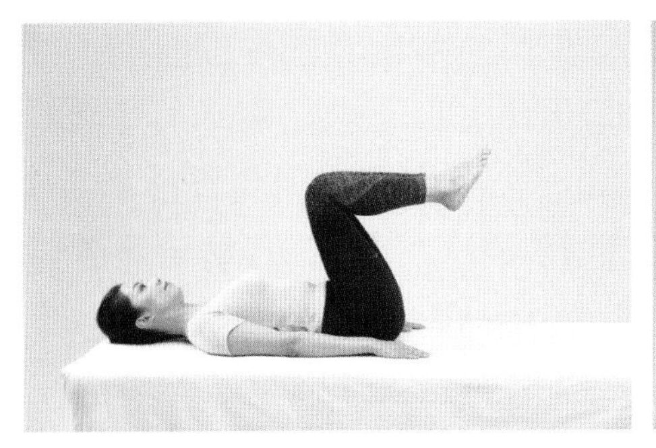

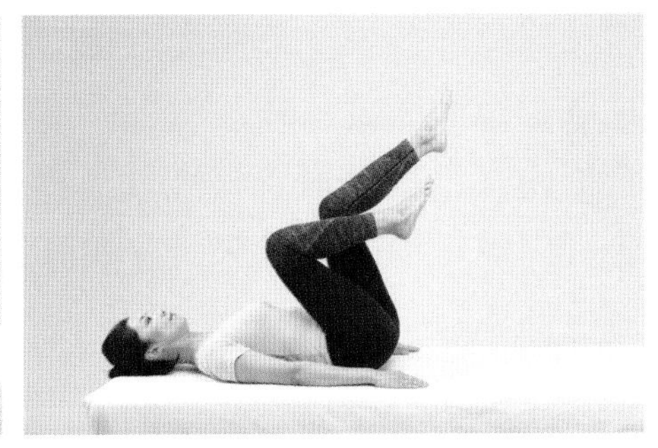

术后 3 个月内

为腰椎恢复期，经过以上这些动作的训练，腰椎已经有了相对比较好的稳定机制，如无异常，可持续进行以加强腰背肌的功能。

术后 6 个月内

椎间孔镜术后椎管内压迫解除，患者症状缓解，但有研究者发现，纤维环损伤修复需要更长的时间，一般需 6 个月左右，在此期间建议避免剧烈、强对抗性体育活动，可以逐步恢复到游泳、慢跑等体育项目。另外，中医传统的八段锦、五禽戏等项目也是不错的锻炼选择。

除了坚持术后功能康复训练，还需要在衣、食、住、行方面加强自身康复管理。

衣物：尽量以宽松舒适为主，太过紧致的衣物可能会阻滞汗液或其他分泌物的排出，影响机体的自主神经修复。同时应注意保暖，避免因感冒引起剧烈咳嗽、打喷嚏等增加腹压，从而导致腰椎间盘重新脱出。

饮食：食物的摄入应保证清淡、营养又易于消化，并需多食含膳食纤维丰富的食物，以刺激胃肠蠕动，防止大便秘结。同时老年人由于肝肾功能减退，胃肠道对钙、磷吸收下降，易造成负钙平衡，应多饮食牛奶、骨汤等高钙、高蛋白的食物，增强骨质，促进伤口愈合。另外，中医认为，感受风寒湿邪是诱发脊椎疾病的因素之一，因此，术后患者应忌食寒凉、肥腻之物。

住宿：腰椎术后最好卧硬板床，以木质铺贴棉被为最佳，同时需选择适合颈椎生理曲度的枕头，以保持正常的脊椎生理曲度，并选取合适的体位入睡。微创手术切口虽小，但手术结束并不意味着腰椎内部结构、血管神经就无损伤，不需要恢复，因此腰椎术后3个月内应尽可能多卧床，并在卧床期间多活动下肢，预防下肢静脉血栓形成。

行走：腰椎微创手术后一般1～2天可以下床活动，不宜过早运动，也不宜有过大运动量。同时，腰椎术后不建议坐矮凳子、不宜强力弯腰、勿搬重物、不应用蹲便或久蹲在地上、避免久坐和长时间开车等。术后，脑力劳动者或轻体力劳动者1～2个月后可逐渐恢复工作，重体力劳动者3～4个月后可开始工作。

特别提示 腰椎术后3个月内，患者在劳动和外出时需佩戴支具，保护腰椎，将脊柱的受力传导到骨盆上，减少脊柱负荷。但不可24小时都佩戴护具，否则腰部肌肉会因长时间不运动而产生萎缩，甚至腰部僵硬。

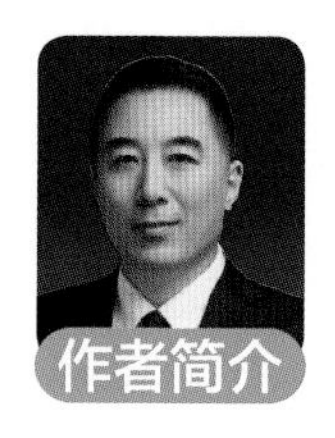
作者简介

丁宇，中国人民解放军总医院第六医学中心，康复医学科主任、主任医师、医学博士、教授、硕士研究生导师、外科教研室副主任、脊柱微创中心主诊专家。

如何防治“五十肩”

经常在门诊上看到四五十岁的患者抱着肩膀前来就诊，说：“医生，我肩膀痛，晚上痛得睡不着，贴了膏药也不管用，我是不是得了五十肩啊？”

不错，“五十肩”确实会引起肩膀痛。究其原因，不外乎长期工作劳动导致肩部肌肉、关节、韧带发生慢性劳损，如果每次劳动后都不能得到很好的休息、放松，久而久之，肩膀就会出现疼痛不适。因为好发于五十岁上下的中年人，因此被称为“五十肩”，而且患者往往肩膀不能外展、上举、后伸上臂，甚至连梳头、洗脸、叉腰的动作都做不了，一做就痛，肩膀就像被卡住、冻住一样，又称之为“冻结肩”。

“五十肩”的医学名称是肩关节周围炎，是发生于肩关节囊及其周围韧带、肌腱和滑囊的慢性炎症。长期过度活动、姿势不良如伏案工作等所产生的肌肉和韧带劳损是发生“五十肩”的主要原因。此外，如果肩关节急性外伤后不积极治疗或治疗不当，会使肩关节周围附着肌肉血供变差，形成的硬结、触痛点也是肩周炎产生的重要原因。中医上讲风湿寒邪的侵犯，会引起肩周的疼痛，这是引起肩周炎的外在病因之一。美国的研究资料表明，炎性因子和基质金属蛋白酶等在“五十肩”的发病中起非常重要的作用。

总体上讲，“五十肩”与肩部的劳损、受寒以及肩部的慢性炎症息息相关。如果身体长期处于上述状态，患上“五十肩”就不奇怪了。

那么“五十肩”又该如何预防？平时应该怎样锻炼？什么样的动作才能减少肩关节的磨损？

注意防寒保暖，入秋后即可穿戴护肩

由于寒冷湿气侵袭机体，可造成肌肉软组织的小血管收缩，使局部血液循环变差，组织的酸性代谢产物不能及时清除而发生堆积，比如乳酸、5-羟色胺以及致痛物质、缓激肽等聚集形成“酸汤池”，使肌肉组织受酸性物质刺激而发生痉挛，久之则引起肌细胞的纤维样变性，肌肉之间形成硬结，产生局部突触反射而引起疼痛。

因此，在日常生活中需注意防寒保暖，特别是避免肩部受凉和外感风湿寒邪的侵犯。比如，在入秋后夜间睡眠就可以开始穿护肩，这样就可以避免夜间翻身后裸露在被子外面的肩膀受凉。冬天出门尽量穿高领衫、保暖内衣，系围巾以及戴防风帽，避免裸露肩颈部位，这样可以起到较好的肩关节防护作用。

改变不良姿势和生活方式

长期电脑前伏案工作或低头长时间玩手机，都是引起颈肩部疼痛、颈肩部肌肉紧张以及劳损的重要因素。这就要求在生活和工作中除了选择高度与手肘关节屈曲高度一致的电脑椅之外，还要减少每次在电脑前工作和玩手机时间，如果在电脑前连续工作1小时，需要休息10分钟，起身活动活动颈肩部，做做耸肩运动，从而保证颈肩部肌肉周期性放松，减轻肌肉紧张或长期肌肉挛缩所致的肩部疼痛。

有长时间单侧手提或肩扛重物习惯的人，也要及时避免此动作，平时注意肩部扛重物后的不适感，采取按摩或拉伸等舒缓肌肉方式使不适感消退，并变换其他方式搬运重物，如使用便携式拉杆小货车等，避免直接肩扛或肩背重物等。

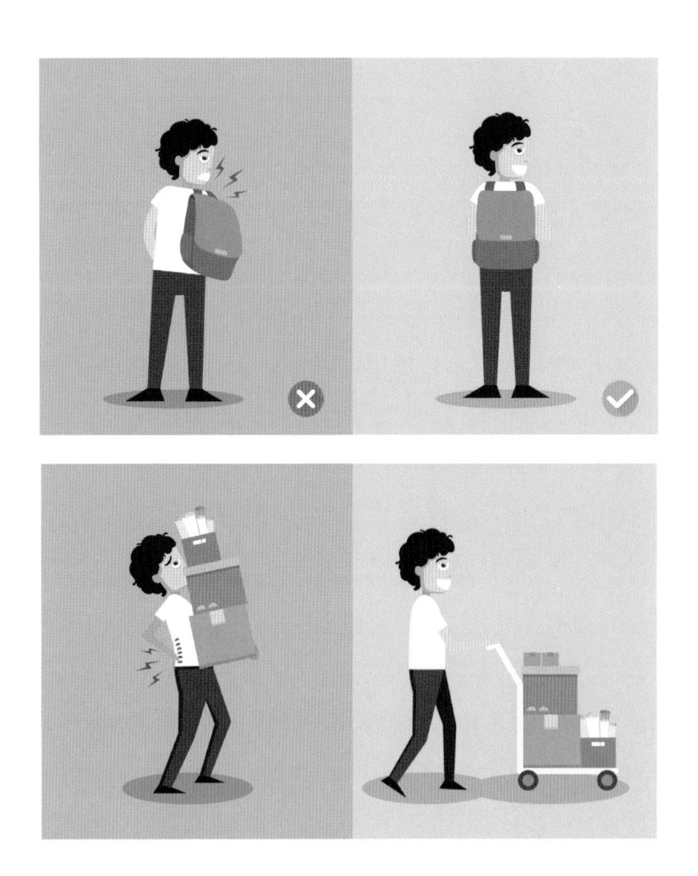

加强肩部肌肉的锻炼

肩关节是人体活动度最大的关节，因此容易产生各种的撞击伤和劳损，为避免意外冲击所导致的肩袖损伤或撕裂，平时需要对肩关节进行适当的运动和肌肉锻炼，可经常练练太极拳、八段锦，在小区简易健身高低杠或家里进行双臂悬吊，或使用拉力器进行肩颈部肌肉拉伸、上举哑铃以及弯腰双手摆动等运动。

运动时需要注意

控制运动量，运动时间不是越久越好，建议每次运动不超过半小时；
双侧肩关节同时锻炼，而不是仅锻炼有肩周炎的一侧；
若既往有肩袖损伤，要避免肩部大旋转的锻炼动作，以免引起肩关节及其周围软组织二次损伤。

加强维生素 D 的摄入及阳光照射

美国及芬兰的最新研究发现，维生素 D 的缺乏与老年人骨骼肌肉萎缩以及慢性疾病的发生密切相关。人体皮肤在夏季可以合成大量的维生素 D，约占维生素 D 总来源的 90%，而在其他季节则需要从食物中摄取维生素 D。长达 7 年的追踪研究结果显示缺乏维生素 D 的老年人，肌肉量明显减少，由此所致的慢性疼痛及活动功能障碍发病率明显增加，相关的肩周炎的发病率也升高。

因此，对于患有肩周炎的患者，需要积极补充维生素 D，增加阳光的照射，促进皮肤中的 7- 羟化胆固醇转变为维生素 D，同时增加富含维生素 D 的食物摄取，如蛋黄、牛奶、鱼肝油及干香菇等。对于健康的中老年人建议每日进食 1 枚鸡蛋，蛋黄中含有胆固醇，是皮肤在阳光照射后合成维生素 D 的原材料。对于有严重冠心病和高脂血症的人，建议每周进食鸡蛋不超过 3 枚。

慢性疾病的治疗不能懈怠

研究发现，患有糖尿病、颈椎病的人群更容易发生肩周炎。高血糖会引起组织的抗氧化应激反应减弱，从而使局部容易发生慢性炎症反应。而患有颈椎病的人因为长期肌肉紧张挛缩，导致肩关节附着肌肉受累引发肩关节周围炎。

因此，对于有糖尿病等慢性疾病的人要加强对血糖的控制，经过合理的运动锻炼降低血糖，必要时服用降糖药或皮下注射胰岛素，从而减少肩周炎的发作。

而对于有颈椎病的人则除改变不良姿势等生活习惯外，平时可进行“米”字操的拉伸运动，减轻颈肩肌筋膜的受累，进而减少肩周炎的发作。

有助于“五十肩”快速康复的肩关节体操

1. 患者采取坐位，手臂放于水平桌面，做内收外展动作。每组重复 10 ~ 15 个动作，上下午各训练 2 ~ 3 组。

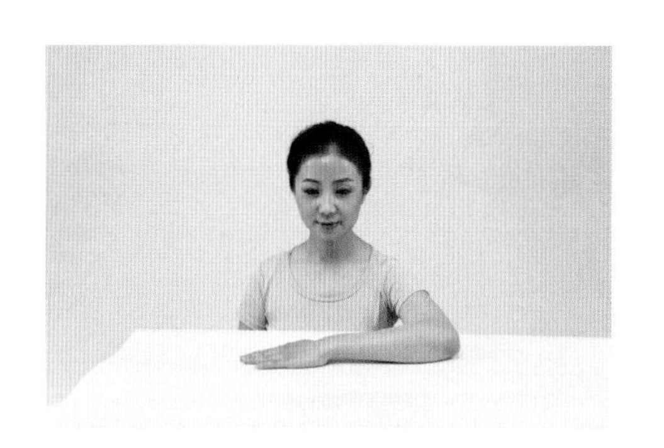

视频学习
扫这里哦！

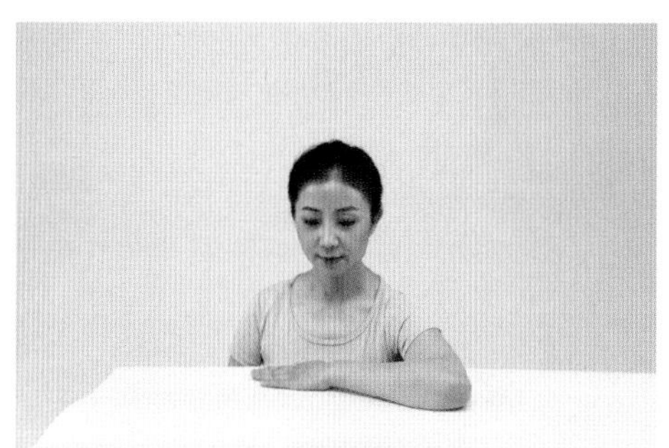

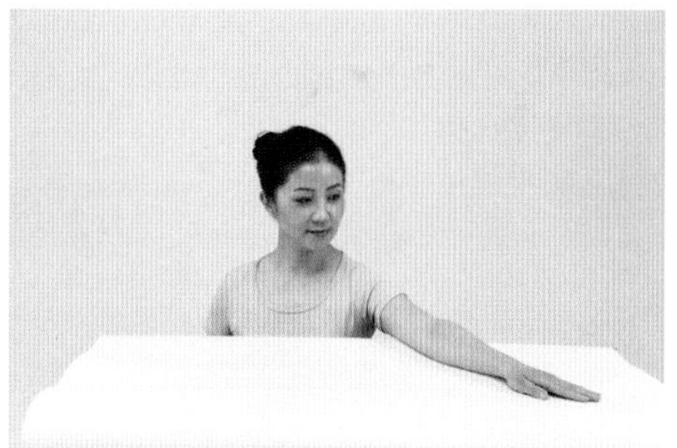

2. 患者采取健侧卧位，健侧手持患侧做前臂上举动作。每组重复 10 ~ 15 个动作，上下午各训练 2 ~ 3 组。

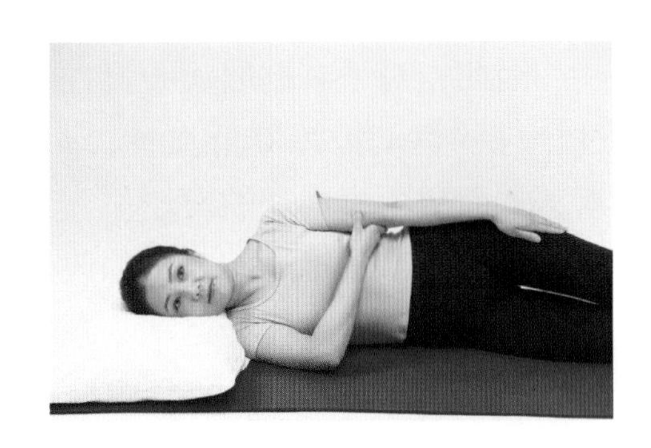

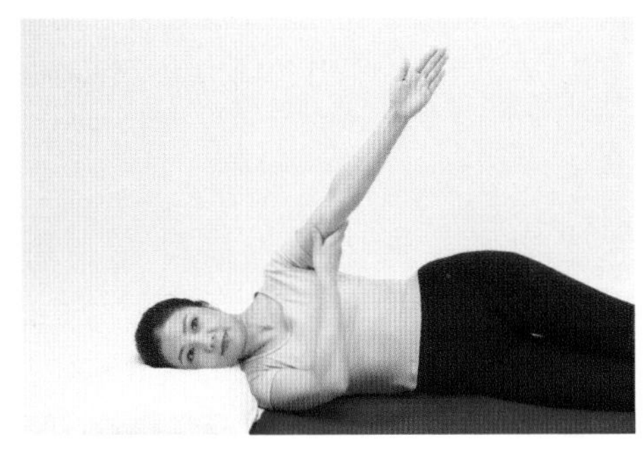

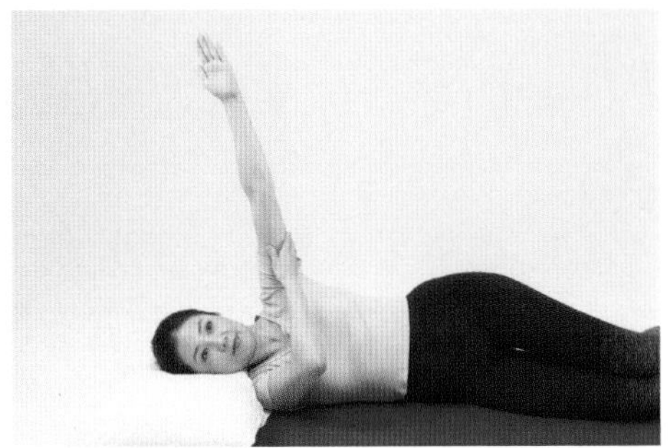

3. 患者采取站立位，患侧手利用手指缓慢沿墙壁向上爬，爬至极限维持 30 秒，然后再徐徐向下，返回原处，反复进行。

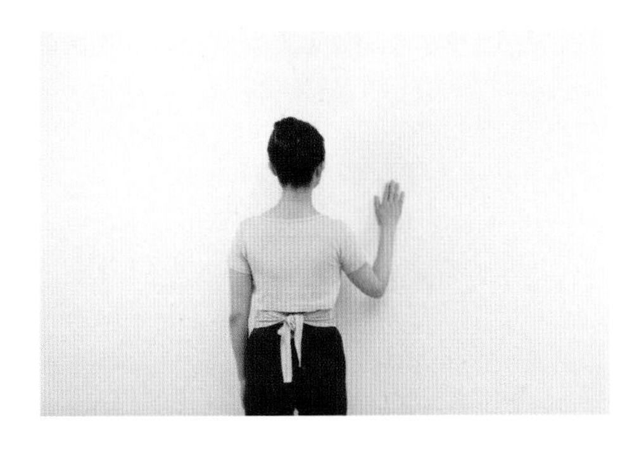

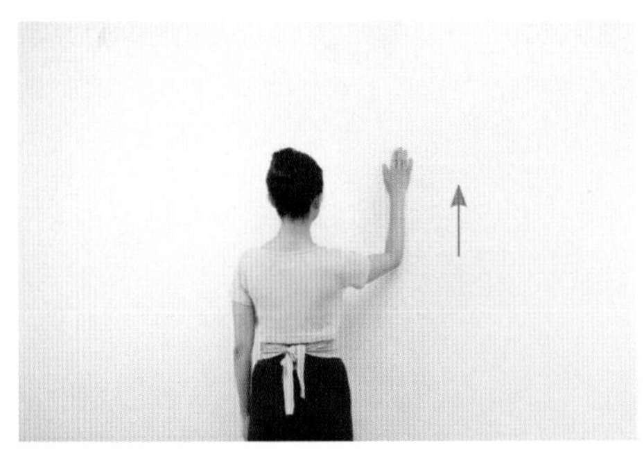

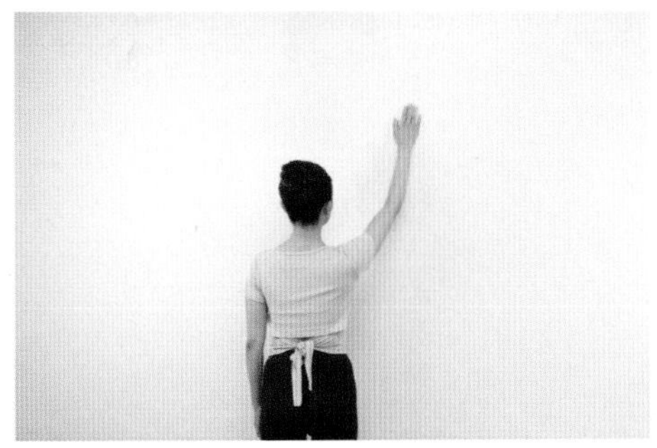

4. 患者站在关闭的门旁（或采用其他能够固定弹力带一端的方法），用一条弹力带的一端勾住门把手，患侧手抓住弹力带的另一端，上臂夹紧躯干，屈肘 90°，做肩关节内旋动作至极限位置。

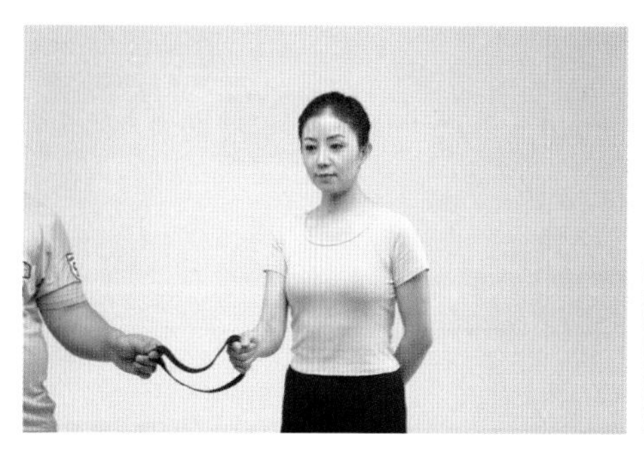
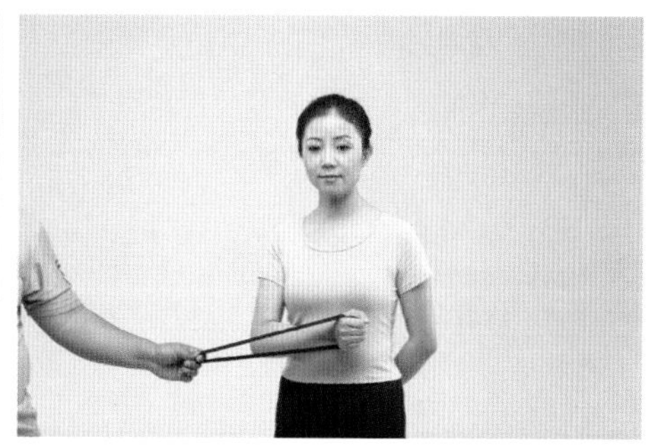

5. 中位划船式训练，双手向前伸直，与肩同高，划船式向两侧水平外展。

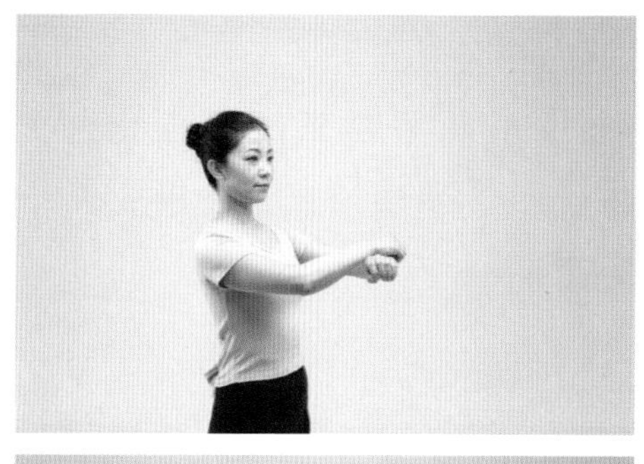
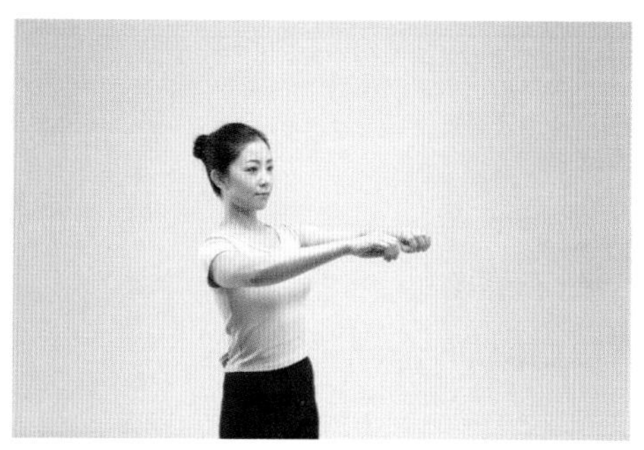
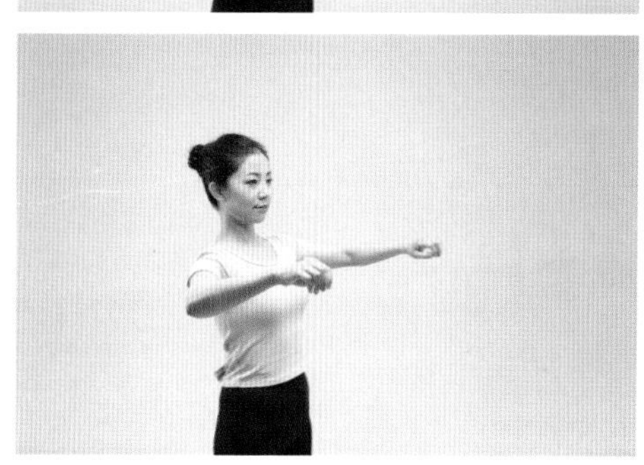
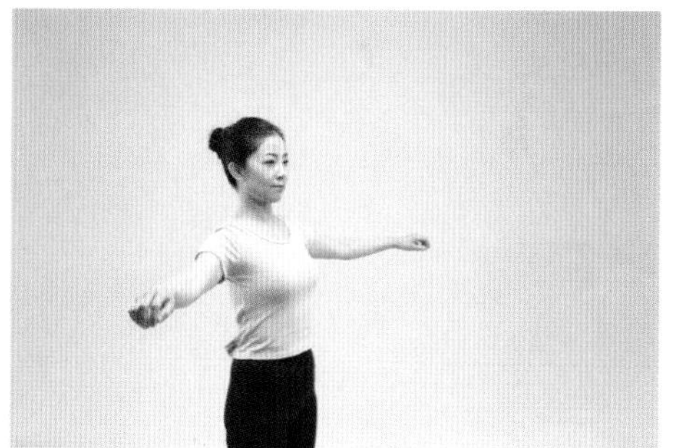

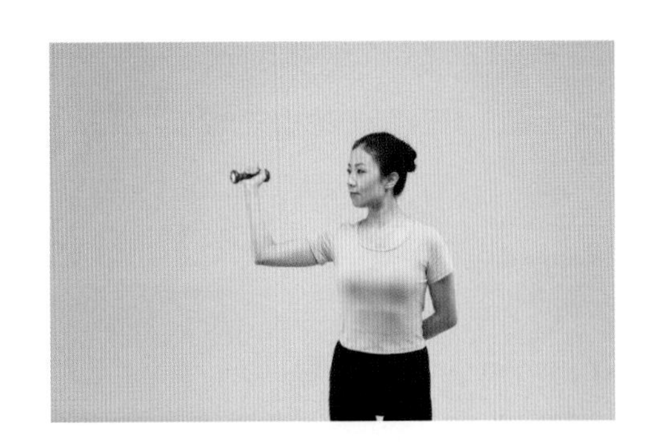

6. 采取站立位患侧肩关节外展 90°，屈肘 90°，持哑铃外旋（哑铃约 0.5kg，若家中没有哑铃可以选择 500ml 的瓶装水代替哑铃）。

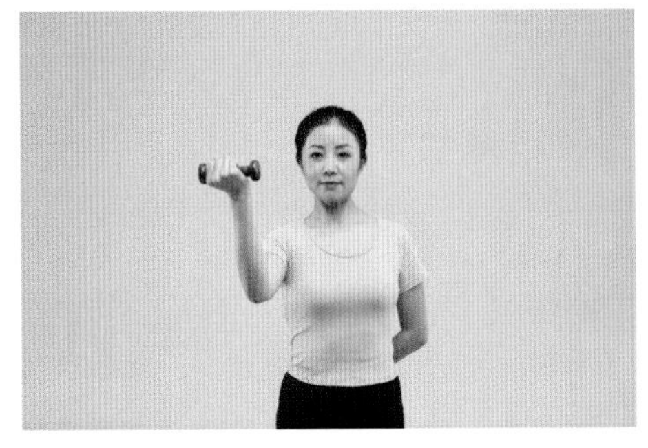

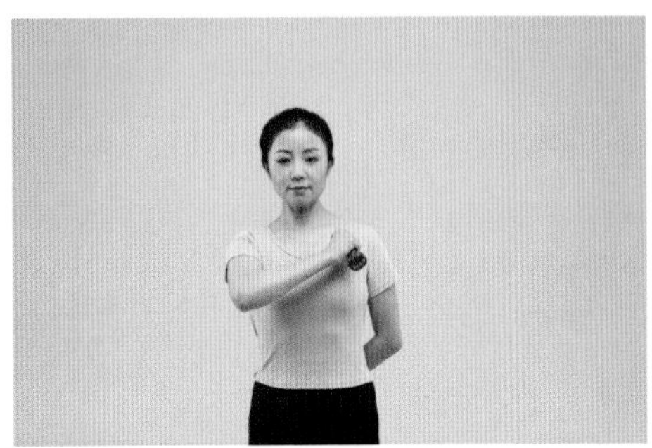

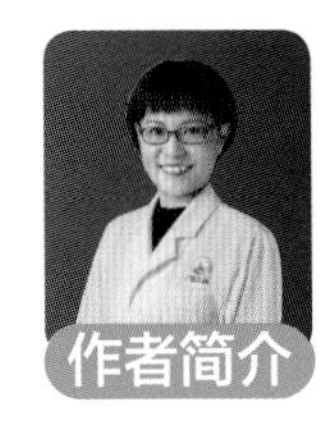

万丽，广州医科大学附属第二医院，疼痛科主任、医学博士、留美博士后、硕士研究生导师、博士后合作导师。

“闪腰”后拍片正常，应该怎么办

人们在运动、劳动和日常家务中，因外力撞击或腰部用力不当等因素，一不小心就可能扭了腰，即人们常说“闪腰”，这是日常生活中腰痛最常见的一种原因。多因突然外力、弯腰提重物等用力不当、姿势不正确或突然过度扭转伸腰，导致软组织急性损伤，使受力侧的肌肉痉挛，出现保护性腰背肌痉挛，从而引起“闪腰”，造成腰痛。在中医上讲，“淤血腰痛者，闪挫及强力举重得之。盖腰者，一身之要，屈伴俯仰，无不由之。”即是说跌仆闪挫、肾气亏虚、筋骨不健致肾精亏虚，年老体衰，或多种慢性疾病迁延日久，以致腰失濡养，这些都是“闪腰”的发病因素。

“闪腰”后应该怎么办

如果腰扭伤后仅是腰痛，而没有腿部疼痛、麻木和肌无力等症状，也没有大小便障碍，或者拍普通 X 线片也没问题，就可以暂时不用担心腰椎间盘突出压迫神经和骨折的问题，此时可以进行家庭自疗和康复。需要注意的是，轻中度“闪腰”，只要休息 2～3 天可自动痊愈。但若疼痛持续或加重，则需尽早去疼痛科就诊。

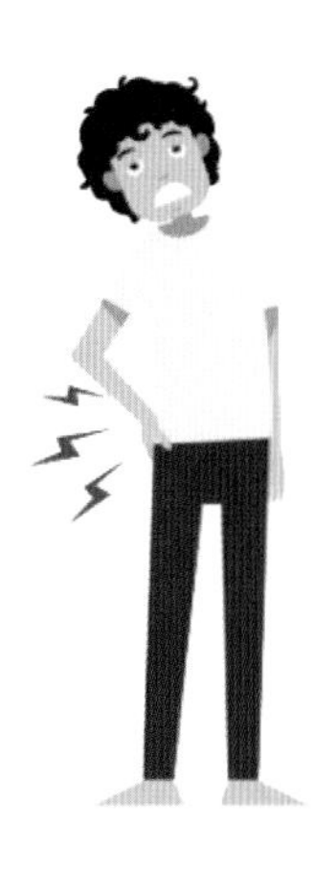

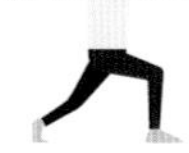

“闪腰”后如何进行家庭治疗

停止活动，卧床休息 应仰卧于硬板床上，床上垫一厚被，腰下垫软枕，使脊柱保持正常位置，缓解肌肉痉挛，使软组织得到充分休息，可减轻疼痛，同时避免咳嗽、打喷嚏等，以免腹部用力导致疼痛加剧。

冷敷和热敷 扭伤当天不要热敷和按摩推拿，以免局部血管扩张，发生渗液、水肿以及痉挛加重。扭伤第一天可用冷毛巾做腰部湿敷，24 小时后，红肿热痛症状消退，局部可用热敷、艾灸、拔火罐等方法，促进腰背部受伤肌肉等软组织血液循环，缓解疼痛。可在热敷后贴膏药，或佩戴腰带，腰带宽度为 7 ~ 13cm，以使腰部舒适为宜。

若疼痛严重，可服用止痛药双氯酚酸、吲哚美辛，也可用中药辅助治疗，以祛风散寒、活血化瘀。

按摩和推拿治疗 “闪腰”后 24 小时内不可做剧烈的按摩或推拿治疗，只能在腰痛明显处，轻轻按摩，缓解腰肌痉挛，每次 3 ~ 5 分钟，早晚各一次。24 小时后可以在腰痛处逐渐进行推拿按摩，拇指按压最明显的痛点，由轻渐重，直到感觉酸胀后，持续 1 ~ 3 分钟，再缓慢放松，减轻压力，反复 5 ~ 7 次。

腰痛如何缓解和预防

身体的任何一种组织都有“用进废退”的规律，腰部的组织也不例外。经常活动腰部，能使腰部的血管扩张，血液循环得到改善，营养供给更为充分，骨骼坚硬，肌肉发达有力，韧带弹性增强，即使在负重较大的情况下，也不致发生腰扭伤。加强腰部锻炼的运动有仰卧起坐、俯卧撑、扭腰转身、弯腰拾豆、桥形拱身、

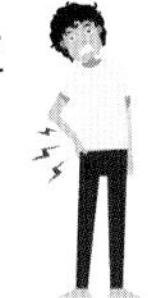

“金燕展翅”等，可根据自己的爱好选择锻炼，只要持之以恒就可把腰部锻炼得强劲有力。病情缓解后，要加强腰背肌的锻炼，注意腰的保护，坐姿正确，可酌情做运动，但不能过快过猛，宜循序渐进。

适合年老体弱腰痛患者的锻炼方法有伸腰牵引法和抱膝滚腰法两种。

伸腰牵引法： 患者仰卧床上（或瑜伽垫上），双上肢伸直放松，若为单侧腰痛者，痛侧的髋关节、膝关节屈曲，借惯力伸直下肢，以此来牵拉腰部；若是双侧腰痛者，可交替进行，每次行5～10分钟，每天行3～5次。

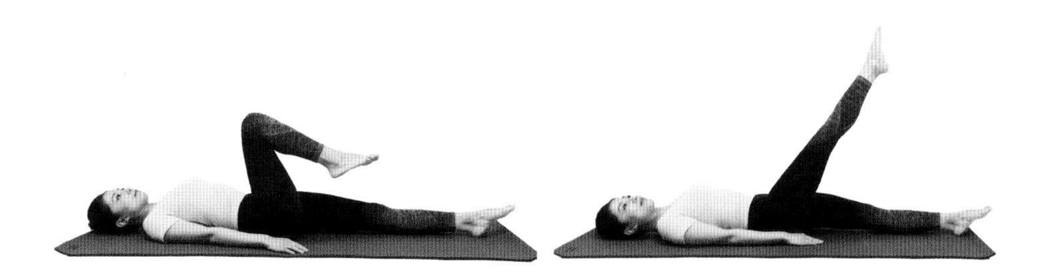

抱膝滚腰法： 屈髋屈膝，双手相扣，抱于膝关节下，头部尽量向双膝靠拢，使脊椎背部后凸，利用自身力量，做摆椅式滚动。开始时因腰肌板硬，滚动1～2分钟后，待肌肉痉挛缓解，可加大滚动幅度，持续滚动3～5分钟。

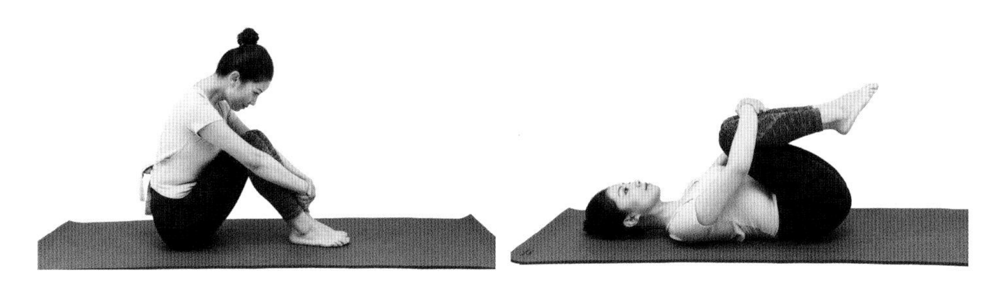

此外，有一套运动叫做McGill's Big Three，它有助于稳定脊柱，可以每天做几组此动作，对缓解腰疼有一定帮助。

卷腹

◆平躺，单腿屈膝支撑，双手放在腰下方。

◆抬起头、颈、肩，保持七八秒。

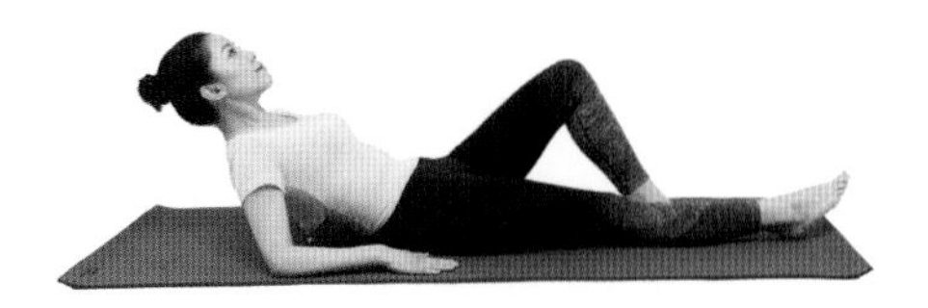

鸟狗式

◆手膝撑地，背部放平。

◆举起一侧手臂和对侧腿，与躯干平齐，交替手臂和腿，进行锻炼。

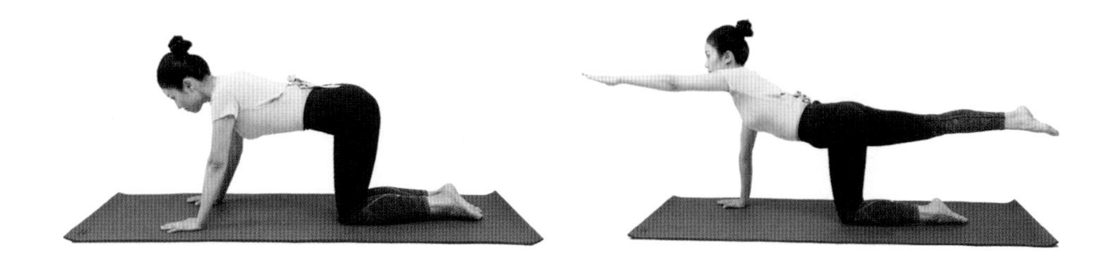

侧桥

◆侧躺，肘部撑地，双腿伸直或屈膝。

◆髋部抬离地面，尽量让身体呈直线，保持尽可能长的时间。

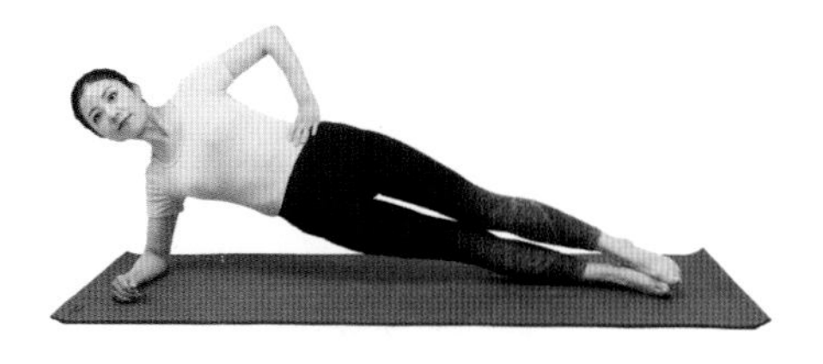

还有一些温和的拉伸动作也很有帮助，比如瑜伽里的猫牛式、下犬式、婴儿式等。

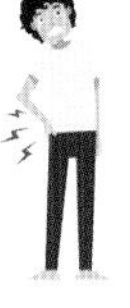

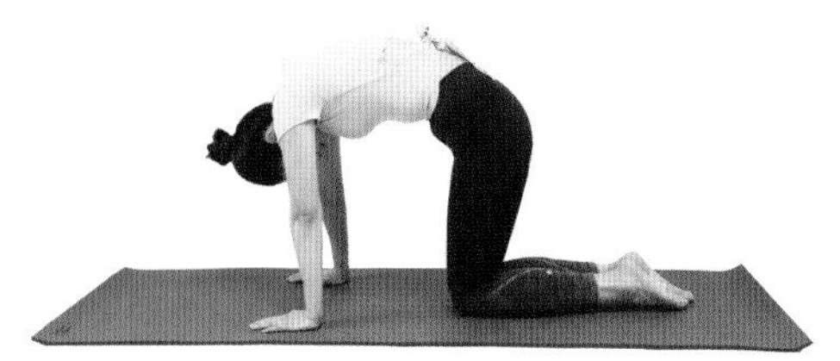

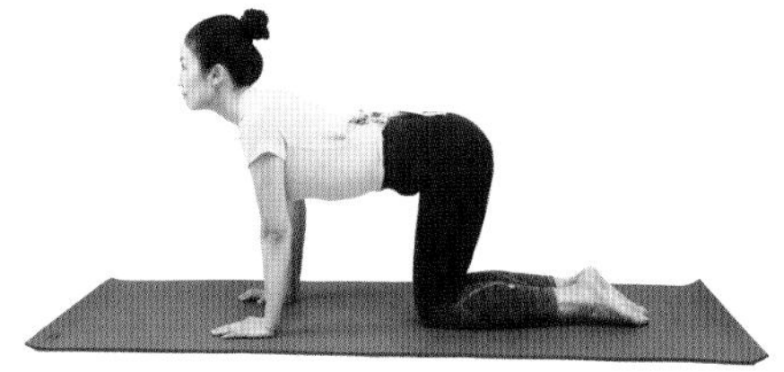

猫牛式

预防“闪腰”主要是掌握正确的动作姿势，如扛、抬重物时尽量让胸、腰部挺直，髋膝部屈曲，起身应以下肢用力为主，站稳后再迈步，搬提重物时应取半蹲位，使物体尽量贴近身体。

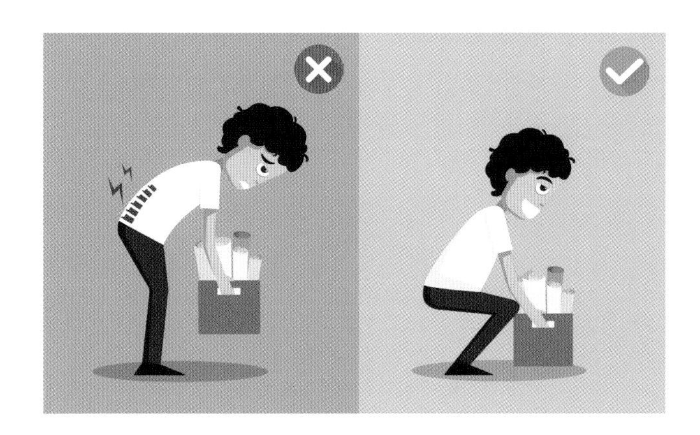

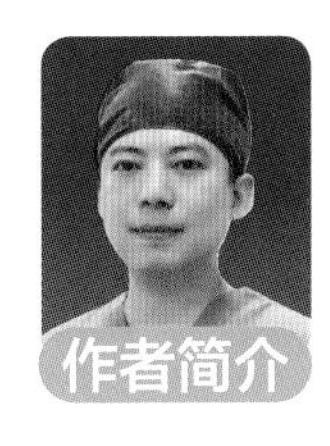

骆佳，湖南省人民医院，麻醉医学中心副主任医师。

膝关节手术后如何康复训练

很多长期严重膝关节疼痛、畸形及关节功能丧失的老年朋友们接受了膝关节置换手术，简称“换膝手术”。这种手术是公认的效果理想的治疗手段。它可以有效解除膝关节疼痛、增加关节活动度、矫正畸形并可获得长期稳定性。需要提醒老年朋友们的是手术成功只是康复的一半，而另一半在于术后科学的训练。术后康复训练的好与坏，将直接影响手术效果。因此，制订合理的术后康复计划至关重要。

膝关节术后康复目标是什么

1. 预防长期卧床的并发症，如深静脉血栓、压疮、肺部感染、尿路感染等。

2. 改善和恢复膝关节活动范围，减轻膝部疼痛。真正充分恢复膝关节的活动度，并通过加强膝关节周围肌肉的力量，维持膝关节的稳定性。

3. 通过步行训练，尽快恢复独立的日常生活能力，提高生活质量。

4. 保护人工膝关节假体，延长其使用寿命。

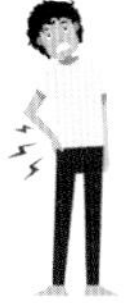

膝关节术后康复过程中需要遵从哪些原则

个体化、全面性和循序渐进三大原则

个体化原则　指的是在专业医生的指导下根据患者不同阶段肌力恢复的情况而采用不同的训练方法。

全面性原则　是指全方位训练，包括肌力训练、关节活动度训练、本体觉训练及行走步态训练等。

循序渐进原则　指训练时应逐渐增加训练的强度、动作数量、动作幅度、训练时间和组数。尽量在无痛基础上训练，训练过程中不要急于求成，否则欲速则不达。

康复训练都有哪些

肌力训练

为什么要进行肌力训练呢？这是因为手术前膝关节疼痛、水肿、关节活动受限，存在不同程度的肌肉萎缩、肌力下降，各肌肉之间的力量不平衡加上手术本身的创伤破坏了关节的稳定性。而肌力训练对维持关节稳定性、恢复关节功能、减轻关节负载、降低假体松动率、改善下肢循环以及预防静脉血栓都具有重要意义。所以，肌力训练被认为是术后康复最重要的部分。虽然肌力训练的方法多种多样，但须在无痛的基础上进行等速训练。等速训练要求运动速度恒定，运动中阻力与肌肉实际力量相匹配。

关节活动度训练

持续被动运动训练是最主要的训练方法。所谓被动运动，就是自身不主动发力，而在他人的辅助下进行训练。大多数人认为应尽早进行，术后当天或次日即可开始。从小范围开始（关节弯曲的起始角度为 0～30°），每天上下午各一次。速度由慢到快（以本人感到适宜为度）。以后每天关节弯曲增加 5° ~ 10°，尽快达到 90°。

本体觉训练

什么是本体感觉呢？本体感觉又称深感觉，是指肌肉、肌腱、关节等的位置觉、运动觉和震动觉。此外，在本体感觉传导通路中，还传导皮肤的精细触觉，即两点辨别觉等。换膝术后关节本体感觉受到损害。术后的固定也降低了关节周围肌肉、肌腱及韧带的本体感觉，导致关节运动控制能力和姿势校正及平衡维持能力均有所下降。根据自身情况，可增加平衡练习和平衡功能反馈训练。

1. 膝屈曲 0 ~ 30° 行平衡板训练；先双腿后单腿；先睁眼后闭眼进行平衡板练习。每天训练 1 次，每次 30 分钟。

2. 盲视下膝关节多角度重复训练，可在家属的配合下完成，也可自己重复睁眼闭眼进行训练。

3. 半蹲训练。双腿半蹲和单腿半蹲，膝关节屈曲 0 ~ 30°，并用手抛球以分散注意力。每天训练 1 次，每次 20 分钟。

4. 固定自行车练习，双腿交替用力，逐渐增加阻力和速度。每天练习 2 次，每次 15 ~ 30 分钟。

5. 步行灵活性训练。行前进步、后退步、侧向活动练习。每次 15 ~ 30 分钟，每天训练 1 次。

6. 刺激大腿前面和后面的肌肉，使其快速收缩的功能训练。每天 1 次，每周 5 次，共 4 周。

行走步态训练

能够负重站立时就开始步态训练。开始患者可由两人搀扶在室内慢慢行走。适应后让患者自己拄双拐行走。待患肢肌力恢复后，可慢慢增加负重量，逐渐减少对拐杖的依赖，最终脱离拐杖独立行走。在步行器或轻度斜坡上进行步态训练时，应抬头挺胸目视前方，臀部尽量不翘起，主动弯曲膝关节并带动小腿。刚开始上下楼梯时，需要借助楼梯的扶手，一次只能迈一步台阶。上楼梯时先迈“好”腿（即没做手术的一侧腿），下楼梯是先迈“坏”腿（手术侧的腿），简便记忆成“上好下坏”，待患者适应后脱离拐杖。

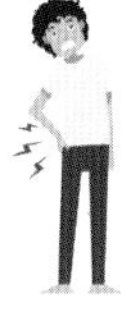

术后不同阶段的康复训练

1. 术后第 1 ~ 3 天可以进行部分肌力训练和关节活动度训练

一般情况下术后第 1 ~ 3 天可做股四头肌等长收缩训练和髋关节、踝关节以及健侧下肢的主动活动训练。此期以被动活动为主，以促进血液循环、防止血栓形成和组织粘连为目的。

股四头肌训练：平卧位绷紧大腿肌肉（此时大腿前方的肌肉变得坚硬），尽量伸直膝关节，保持 5 ~ 10 秒钟。两分钟内做 10 次，休息 1 分钟再做同样的训练直到感觉大腿肌肉有些疲劳为止。

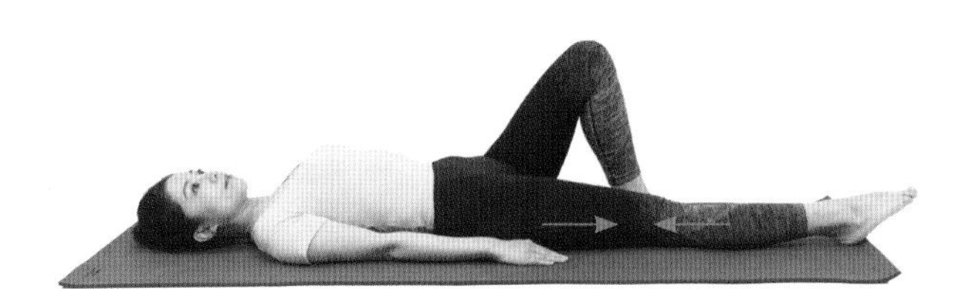

平卧位锻炼股四头肌

踝关节旋转运动：按顺时针和逆时针方向转动踝关节，每天 3 ~ 4 次，每次重复 5 遍。

2. 术后第 3 天到第 2 周

术后第 3 天到第 2 周在不加重疼痛、水肿的前提下做增强肌力训练如仰卧位、俯卧位、站立位直腿抬高训练和渐进抗阻训练以及膝关节屈伸训练等。还可以在侧卧位训练直腿抬高以增加大腿侧方肌肉的力量。患者应独立完成穿鞋、袜、裤等日常生活动作。

膝关节屈伸训练：坐在椅子上，手术侧的脚放在地面上，同侧膝关节屈曲到能达到的最大角度。保持脚在地面的位置不动，身体往椅子前方滑动，增加膝关节屈曲角度。

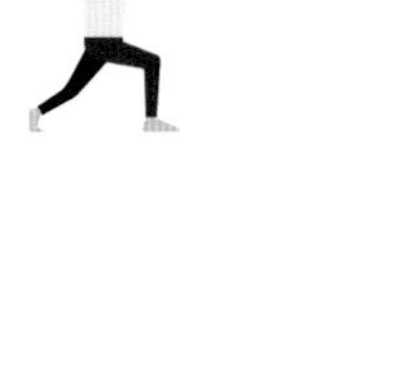

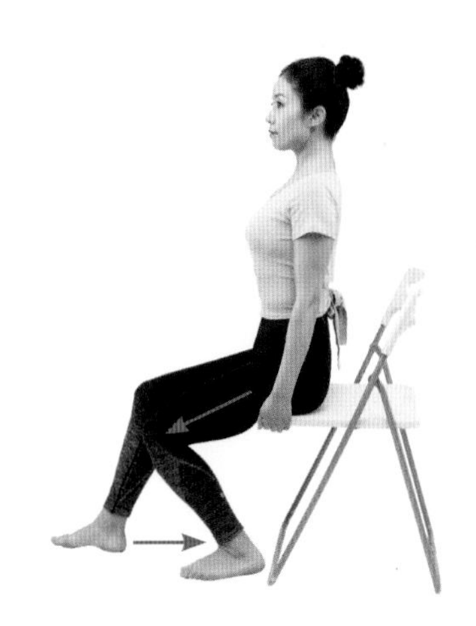

此期间应尽快下地活动有助于膝关节的康复。应穿低跟的软底鞋，适当野外散步、郊游或从事室内工作，具体下地时间要严格听从手术医生指导。

下床后可做下面一些训练。

下蹲训练：尽量下蹲，同时脚跟不要离地，坚持 5 ~ 10 秒后慢慢站起。

站立位屈膝训练：借助助行器站立，尽量屈髋、屈膝，然后保持 5 ~ 10 秒，伸直膝关节。重复训练直到感觉有些疲劳。

行走：首先要站稳，由助行器辅助，先向前移动助行器迈出患肢。一定注意伸直膝关节使脚跟首先着地，身体向前弯曲，利用膝关节和踝关节使脚掌平稳落地，然后前足蹬地弯曲膝关节和踝关节迈出下一步。

3. 术后第 2 ~ 6 周

术后第 2 ~ 6 周的训练包括关节活动度、肌力训练，并开始增加本体感觉和步态的训练。此期的主要目的是增强肌肉力量，保持已获得的膝关节活动度。

4. 术后第 6 周到 3 个月

此阶段继续保持关节活动度、肌力训练，逐步增加本体感觉和步态训练，以不引起患膝不适为宜。逐渐增加动作幅度、动作数

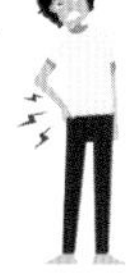

量、动作强度，进一步增加患肢活动范围，提高负重能力和生活自理能力。

康复训练期间注意事项

1. 避免跌倒。

2. 避免过多负重，并避免在负重下反复屈伸膝关节。

3. 避免剧烈跳跃、急转急停及其他剧烈的竞技体育运动。

4. 保持体重，避免骨质疏松，对于已有骨质疏松症的老年朋友们应及时进行抗骨质疏松治疗以免假体松动。

5. 避免关节负担加重。尽管现代人工关节已经达到耐磨、耐用以及入体不会发生排斥的性能，但人工关节中的聚乙烯仍有磨损问题，所以老年朋友们在换人工膝关节后不要过分活动，不应过多爬山、上下楼、跑步，可适当选择游泳、打太极拳等运动方式。

6. 若有拔牙、感冒或其他疾病就医时，须告诉医生曾换人工膝关节，以便给抗生素，预防感染。

7. 术后6周患肢勿完全负重，3个月后不必用拐杖。

8. 请依照医生指示定期复诊，若伤口有红肿热痛、异常脓性分泌物，请速回门诊检查。

附膝关节术后康复锻炼方法

1. 直腿抬高：平卧，膝关节伸直将大腿抬高。开始锻炼时上下午各10次，以后每天增加5～10次（下同）。

2. 踝泵运动：足跖曲（足趾尽量向下压）和背伸（足趾尽量向小腿前侧靠近）运动，保持5～10秒钟。

3. 足跟滑动：平卧，保持健侧脚在床面的位置不动，患侧脚向身体近端滑动，增加膝关节屈曲角度。

4. 股四头肌训练：平卧位绷紧大腿肌肉（此时大腿前方的肌肉变得坚硬），尽量伸直膝关节，保持 5～10 秒钟。

5. 被动屈膝：坐在桌子或者足够高的床边，健腿勾住患腿的脚踝，有控制、缓慢的向下放。

6. 主动屈膝：坐在桌子或者足够高的床边，主动抬起患侧小腿再放下。

7. 腘绳肌牵拉：坐位，健侧膝盖外展小腿向内屈曲，患侧膝盖保持伸直状态，双手尽量向患侧足尖方向靠近。

8. 髌骨活动：用手指的指腹分别向上下左右四个方向缓慢用力地推动髌骨边缘，达到能推到的极限位置，各方向 5～10 次，推到最大活动幅度的时候保持 3～5 秒。

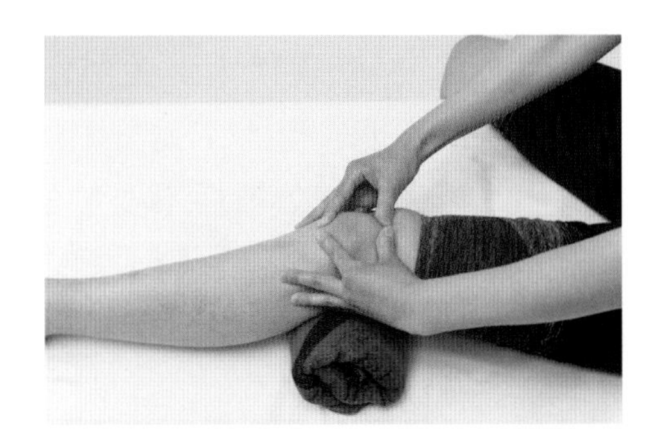

9. 髋关节内收外展：平卧，双下肢伸直并拢，先向两侧移动分开 90°，再向中线并拢，反复做 10～20 次。

10. 踝关节阻抗背伸：平卧，用皮筋或毛巾牵拉脚背向脚底方向略施力，患侧尽量对抗外力做背伸动作。

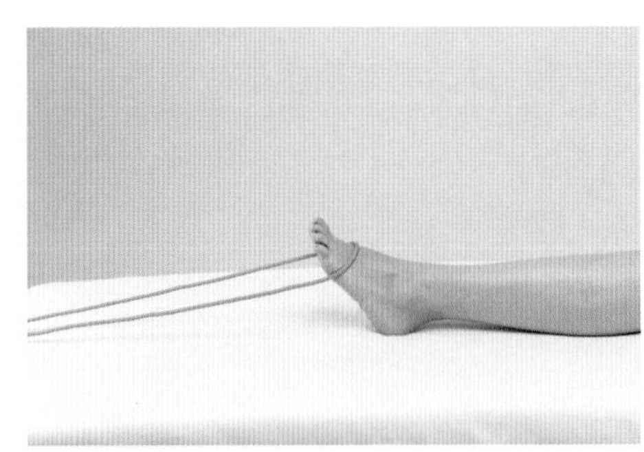

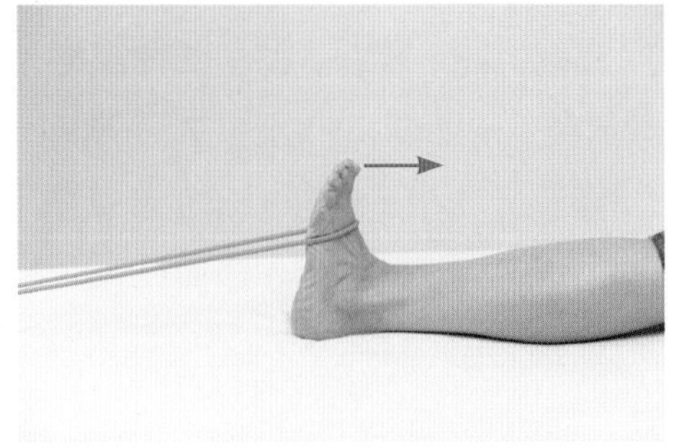

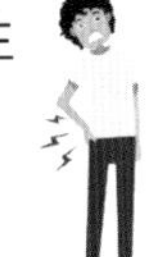

11. 靠墙下滑：膝关节恢复后期可以练习靠墙下滑。足分开与肩同宽，重心落于足跟，腰背挺直靠墙缓慢下滑，注意膝关节在垂直方向上不能超过足尖，大腿和小腿之间的夹角不要小于90°。

术后康复锻炼方法，扫码看视频哦！

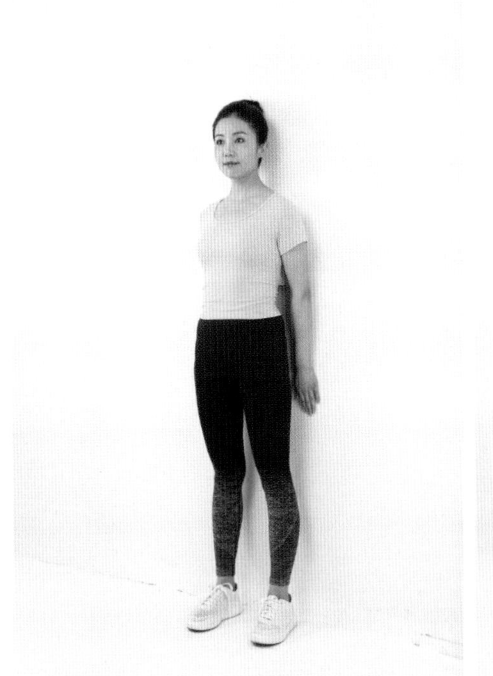

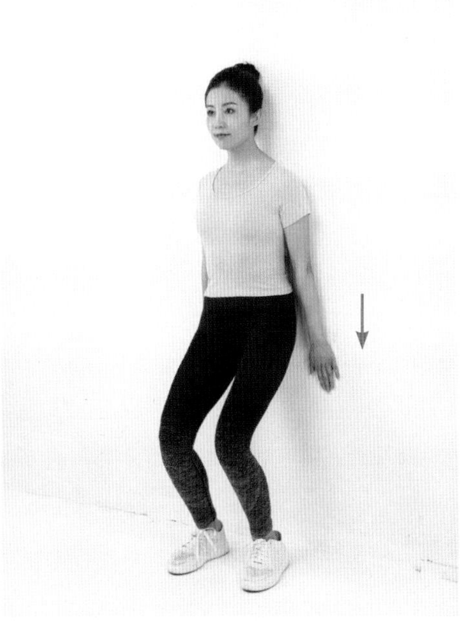

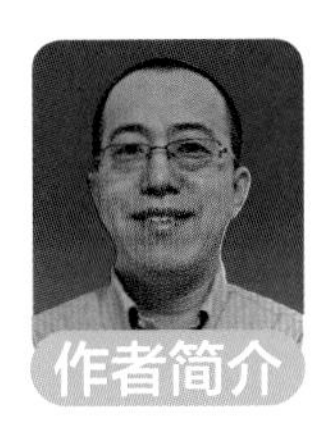

马文庭，天津医科大学第二医院，疼痛诊疗中心副主任医师、医学博士。

踝关节扭伤，冷敷还是热敷

踝关节扭伤（崴脚）是最常见的急性骨骼肌肉软组织损伤之一，占所有运动损伤的10%～20%。调查显示，下肢损伤中，踝关节扭伤的发病率最高，平均每年每10万人中有206人发生，且最常发生于儿童和青少年。

85%踝关节扭伤是由过度内翻引起，过度内翻时，会导致外侧韧带复合体拉伸或撕裂，从而造成外踝扭伤。篮球、排球、足球、橄榄球和越野跑等运动项目，具有反复跳跃、经常变向或在不平的路面上跑步等特点，这就使得进行这些运动项目的人群踝关节扭伤发病率较高。此外，老年人在湿滑地面上行走也容易发生踝关节扭伤。

扭伤后，局部组织如肌腱、韧带、筋膜损伤，毛细血管及小血管破裂、出血、渗出，并引发无菌性炎症，细胞膜的穿透性增强，加重了局部炎症反应及肿胀程度，从而使疼痛感加强。踝关节出现红肿热痛及活动受限，部分人会出现局部皮下青紫淤血。

扭伤后，如果不及时、规范治疗，很多患者会遗留慢性症状，如慢性疼痛、复发性肿胀和踝关节不稳。踝关节不稳易再次扭伤同一踝关节，加重踝关节不稳状态，造成连锁反应，并可能发展为慢性踝关节不稳。慢性踝关节不稳是指初次踝关节扭伤后踝关节“打软”的主观感觉，以及反复发作的踝关节不稳，导致频繁的踝关节扭伤。慢性踝关节不稳不但会限制患者身体活动，还会导致距骨关节退行性变，患骨关节炎风险增加。

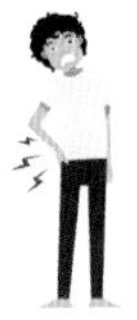

扭伤后，先冷敷还是先热敷

急性踝关节扭伤最重要的治疗措施是尽快防止出现肿胀或者消除肿胀。及早控制损伤部位的出血与渗出是关键。早期有效治疗可避免踝关节出现失稳及后期持续性疼痛。

足部扭伤之后的 48 ~ 72 小时属于损伤的急性期，要及时予以冷敷。是否属于急性期，根据损伤程度而定，以红肿热痛感是否消失作为参考。

冷敷

冷敷可以在极短的时间内收缩损伤的小血管，减少局部微小血管出血和组织液渗出，降低血液循环，减轻局部炎症反应，达到早期减轻肿胀、减少淤血以及缓解疼痛的目的，也为后期继续治疗提供良好的基础。冷敷同时，还应对受伤部位加压包扎，促使渗出物、积血扩散至周围正常组织中，有利于血肿吸收，同时减少关节粘连及软骨变性等一系列病理变化的发展。还可以抬高患肢，促进淋巴、血液回流，减轻关节肿胀。

扭伤早期如果错用热敷，局部温度升高，会使血管扩张，局部血流增加，患处变热，从而加重受伤部位胀痛。另外，受伤初期也不要使用酒精、红花油或促进血液循环的膏药，这些药物的功效相当于热敷。按摩也会加重毛细血管破裂出血及渗出，从而使症状加重。

冷敷治疗开始时，患者肢体会有大约数分钟的冷刺激造成不舒适和麻木感，坚持一段时间，很快就会消除。皮下脂肪层较多者，或受伤面积较大者，冷敷时间相对要长一些。

采用不同的冷敷方式和冷敷温度，冷敷时间应不同。利用冷水浸泡，水温应控制在 1 ~ 15℃，一般浸泡 10 ~ 30 分钟，水温降低，时间应缩短；利用冷水毛巾敷患部，水温在 1 ~ 15℃，每 2 分钟更换一次毛巾，每天 5 ~ 8 次。利用袋装冰粒或冰块冷敷，可用湿毛巾或塑料袋包裹冰块，不要让冰块直接敷在患处，以免冻伤，每次10～20分钟，每天4～6次。

在冷敷过程中，也应根据患者的实际情况，切不可将持续冷敷时间做硬性规定，要根据伤情的严重程度，在坚持早期持续冷敷的原则下，对冷敷的具体时间作出相应的调整。冷敷时间过长，同样也会影响局部组织的修复。

热敷

足部扭伤48小时或72小时之后，脚踝损伤最初的红肿热痛感明显减轻或消失后，便可以热敷了。用热毛巾热敷，每天3～5次，每次15～20分钟。

热敷可促使肿胀部位的血液循环顺畅，改善血液和淋巴循环，促进患处淤血和渗出液的吸收，有效缓解疼痛。热敷阶段可适当按摩和活动踝关节，但力度不宜过大，可使用红花油、膏药等促进血液循环，帮助受损部位的康复。

如何正确地处理扭伤

大多数踝关节扭伤都会采用非手术治疗。比较公认的治疗措施是急性期的“PRICE”原则，即保护（protection）、休息（rest）、冰敷（ice）、压迫（compression）、抬高（elevation）。如果出现扭伤，建议采取以下步骤处理，可有效缓解疼痛。

保护 平时加强关节功能锻炼，运动前使用关节护套，做一些适应性活动等。

休息 停止运动，让受伤部位静止休息，避免二次损伤，需要活动时，尽量有人搀扶或借助拐杖、手杖。

冰敷 尽早使用，让受伤部位温度降低，血管收缩，减轻炎症反应和肌肉痉挛程度，缓解疼痛，抑制肿胀。

加压包扎 用弹性绷带包裹受伤的踝关节，适当加压，减轻肿胀，但不可过度加压，以免引起肿胀、缺血。

抬高患肢　患肢抬高于心脏，增加血液和淋巴回流，减轻受伤部位的肿胀感。

脚踝损伤最初的红肿热痛感明显减轻或消失后，便可以开始热敷、适度按摩或活动。

扭伤后，建议有条件的患者尽量前往医院就诊。如果以上治疗效果不佳或疼痛剧烈，建议及时到疼痛科、骨科就诊，以免造成骨折、重度韧带撕裂等漏诊，延误病情。

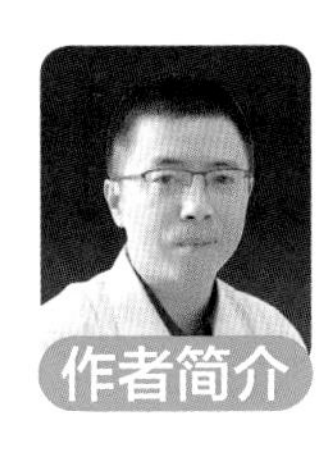

作者简介

贾一帆，武汉大学人民医院，疼痛科主任助理，中华中医药学会脊柱微创专家委员会委员、湖北省生物医学工程学会专业委员会委员、湖北省武汉市疼痛学分会委员。

消炎镇痛药怎么用，快让药师来帮您

40 岁的梁女士是一名办公室职员，最近几天感觉腰部胀痛，难以坚持上班。在小诊所按摩治疗后仍然没有好转，便去医院疼痛科就诊。疼痛科医生给梁女士做了相关检查后，告诉她腰椎和腰椎间盘并没有损伤，腰部疼痛是由于长期伏案办公导致的，并让她使用布洛芬缓释胶囊止痛。梁女士取药后打开药品说明书，得知布洛芬是一种非甾体消炎镇痛药，还在说明书中看到了一堆可能出现的副反应，紧接着，一系列问题从梁女士的脑海中飘过：什么是非甾体消炎镇痛药？这个药怎么吃？吃这个药的时候我需要注意哪些问题……，带着这些问题，梁女士走进了用药咨询室。让我们一起来看看药师是怎么帮助梁女士解答这些问题的。

什么是非甾体消炎镇痛药

非甾体消炎镇痛药是一类可以缓解疼痛和减少炎症的药物，也是临床上最常用的药物种类之一。常用的非甾体消炎镇痛药包括阿司匹林、对乙酰氨基酚、布洛芬、双氯芬酸和塞来昔布等。非甾体消炎镇痛药不仅可以帮助正在承受疼痛煎熬的患者减轻痛苦，还能

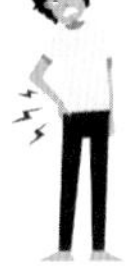

够消除身体的炎症（这里是指理化因素造成而没有细菌参与的无菌性炎症）。非甾体消炎镇痛药可以做成口服药物，也可以做成外用膏药或贴剂。梁女士所使用的布洛芬缓释胶囊就是一种口服的非甾体消炎镇痛药。

什么情况下需要考虑使用非甾体消炎镇痛药

国际和国内许多临床试验已经证明了非甾体消炎镇痛药在治疗颈肩腰腿痛方面的疗效。因此，当休息和推拿等非药物治疗方法不能有效缓解疼痛症状时，可使用非甾体消炎镇痛药进行治疗。梁女士就属于这种情况，她的腰痛经过按摩理疗后没有好转，因此，医生让她服用非甾体消炎镇痛药止痛。考虑到长期服用非甾体消炎镇痛药可能引起的副作用，一般不推荐长期使用该类药物治疗颈肩腰腿痛。

如何使用非甾体消炎镇痛药

所有非甾体消炎镇痛药在体内发挥作用的机制是一样的，但是作用强度和在身体里面的清除速度有所不同，因此，不同的非甾体消炎镇痛药的使用方法略有不同。为达到相同的镇痛效果，有些非甾体消炎镇痛药在一天内需要服用的次数和剂量比其他非甾体消炎镇痛药要多一些。

需要根据药物特点选择合适的服药次数。对于一些起效快、作用时间短的非甾体消炎镇痛药，如洛索洛芬钠，一天需要服用 3 次才能维持全天的镇痛效果；而对于一些作用时间长的非甾体消炎镇痛药，如依托考昔，一天则只需要服用一次。因此，需要听从医生或药师的吩咐用药，以达到最好的镇痛效果。梁女士所使用的布洛芬缓释胶囊是一种缓释剂型，服用后可以在肠道内持续释放药物，因此，一天只需要服用两次。如果疼痛是非持续性疼痛，也可以选择在疼痛发作时服用非甾体消炎镇痛药，一般选择起效较快的非甾体消炎镇痛药，但需要注意一天服用非甾体消炎镇痛药的总量不能超过该药所规定的上限。

一般在饭后服用非甾体消炎镇痛药。由于大部分非甾体消炎镇痛药对胃黏膜具有刺激作用，所以建议饭后服用非甾体消炎镇痛药。还有少部分非甾体消炎镇痛药被做成肠溶胶囊或肠溶片，只有到达肠道后药物才会释放出来。这种肠溶胶囊或肠溶片对是否饭后服用没有要求。

还需选择适合自己的给药方式。除口服外，非甾体消炎镇痛药还有外用剂型，包括贴膏和乳膏等。外用剂型比起口服药物的优势在于透过皮肤进入局部组织，发挥镇痛作用，进入血液中的药物较少，药物造成副作用的风险相对较低。当然，外用剂型也存在它自己的问题，比如携带和使用不方便，容易发生皮肤过敏等。

使用非甾体消炎镇痛药可能会发生哪些副作用

大多数情况下，短时间服用正常剂量的非甾体消炎镇痛药不会产生副作用。非甾体消炎镇痛药可能会造成的副作用包括胃肠不适（溃疡和出血等）、肝肾功能减退以及耳鸣等。所以，在使用非甾体消炎镇痛药时，应注意观察是否出现恶心、便血、血压升高等症状，并定期复查肝肾功能。一旦出现异常，应立即停药并咨询医生和药师。

避免非甾体消炎镇痛药副作用的方法有哪些

一是减少用药剂量，缩短用药时间。

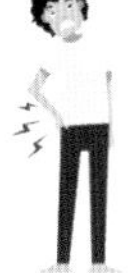

二是应尽量避免在使用非甾体消炎镇痛药的同时服用其他有类似副反应的药物，或食用导致类似反应的食物等。

三是要注意避免重复使用非甾体消炎镇痛药。许多复方止痛药物都含有非甾体消炎镇痛药，如氨酚羟考酮中含对乙酰氨基酚、洛芬待因缓释片中含布洛芬，如果疼痛发作时盲目服用这些复方止痛药，就可能造成非甾体消炎镇痛药重复使用，最后导致用量过大和发生药物副作用。

什么情况需要谨慎使用非甾体消炎镇痛药

一些患有特定疾病的患者应该避免使用非甾体消炎镇痛药，或者在密切监护相关身体指标的情况下使用。如果不知道自己服用非甾体消炎镇痛药后是否有风险，可以咨询医生或者药师。

一些可能会增加非甾体消炎镇痛药用药风险的情况：胃肠道溃疡或者内脏出血、心脏病和脑卒中、肾脏疾病、高血压、肝硬化；正在服用利尿药物如呋塞米；患有可能增加出血风险的疾病和正在服用抗凝药物如华法林或抗血小板药物如氯吡格雷；计划进行手术治疗；怀孕状态等。

如果存在上述疾病和（或）用药状态，在购买和使用非甾体消炎镇痛药时需要告诉医生和药师，以便医生和药师判断是否适合使用非甾体消炎镇痛药，或者选择最为合适的非甾体消炎镇痛药种类和剂型。

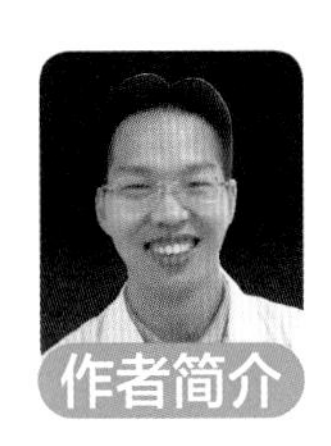
作者简介

覃旺军，中日友好医院，药学部主管药师、医学博士、疼痛专科临床药师和带教老师。

糖皮质激素
在疼痛治疗中的“功”与“过”

糖皮质激素的发现在人类医学史上具有举足轻重的地位。1950年，因为发现了糖皮质激素对治疗类风湿关节炎具有显著疗效，英国科学家 Hench 及其同事荣获诺贝尔生理学或医学奖。自此，糖皮质激素逐渐成为临床最常应用的药物之一。目前我们使用的糖皮质激素类药物，如泼尼松、地塞米松、甲泼尼龙等，都是在人体分泌的内源性糖皮质激素可的松基础上改造得到的，使得药物可以口服，可以静脉输注，并且作用时间延长等。而在生活中，许多朋友非常抵触“激素”，往往强烈要求“无激素治疗”；也有些朋友发现激素是灵丹妙药，经常因疼痛、病情反复等自行加服或加量。事实上，激素既不是洪水猛兽，也非包治百病的灵丹妙药，就让我们一起了解一下什么是糖皮质激素，如何用好糖皮质激素。

什么是糖皮质激素

我们平时提到的“激素”主要指糖皮质激素，是身体内必不可少的一类物质，主要负责糖、蛋白质、脂肪合成和代谢的调节。由于其糖代谢调节作用最早被发现，所以得名“糖皮质激素”。每天我们的身体都会分泌一定量的糖皮质激素来保证机体的正常运行，成年人每天产生的糖皮质激素的量约为一片泼尼松。当体内严重缺乏这类激素时，会出现疲乏无力、食欲缺乏以及体重减轻等症状。

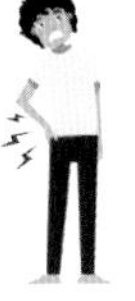

为什么要用糖皮质激素

炎症是机体消除入侵者的正常免疫反应，然而，当免疫系统失控时，炎症会对健康组织和器官造成严重的损害。糖皮质激素作为药物使用时需要超过生理剂量，发挥快速而强大的消炎作用，降低炎症反应导致的疼痛、肿胀、发热等症状。

因此，许多炎症相关的疼痛都可以使用糖皮质激素来止痛消肿。如类风湿关节炎是免疫系统失衡造成的关节疼痛、肿胀和僵硬，其治疗药物往往需要较长的时间才能起效，联合使用糖皮质激素就可以起到“桥梁”的作用，在等待起效的时间内快速改善关节症状。其他疾病如痛风、反应性关节炎引起的疼痛也可以使用糖皮质激素。

如何使用糖皮质激素

首先，糖皮质激素只能起“桥梁”作用，需要与其他药物联合使用。比如痛风造成的关节疼痛，治疗的根本在于降低尿酸水平，减少尿酸盐沉积，需要通过服用降尿酸药物和生活方式干预才能实现。糖皮质激素的作用只是在痛风急性发作时缓解疼痛，待症状改善后逐渐减停。长期单独使用糖皮质激素不仅不能减少痛风发作，反而会带来各种各样的药物不良反应。

其次，选择适合的给药方式。一般而言，相较于全身用药，局部用药可以降低发生不良反应的风险。

关节腔内注射糖皮质激素是缓解关节疼痛的一种主流的局部给药方式，迅速起效的同时可以减少药物的全身吸收，进而降低发生药物不良反应的风险。但如果存在关节感染，或病变关节数过多，就不适合关节腔内给药了。需要强调的是，糖皮质激素只能控制症状，长期依靠关节腔内注射止痛也一样会承受长期糖皮质激素治疗带来的不良反应。

如何合理利用糖皮质激素

许多朋友坚决拒绝糖皮质激素治疗，往往是担心它带来的不良反应。其实，激素的不良反应是与剂量和疗程息息相关的。

短期用药可能有胃肠道不适、食欲增加和睡眠障碍等副反应。长期或大量使用糖皮质激素，可能出现严重的不良反应，包括向心性肥胖、皮肤出现紫纹和痤疮、水肿、高血压、高血糖或糖尿病、骨质疏松以及感染等。遗憾的是，迄今为止还未明确糖皮质激素的绝对安全剂量范围。因此每一种糖皮质激素使用方案背后，都有着医生谨慎的判断、分析和选择。比如，控制急性症状时，选择短疗程配合较大剂量的激素。如果需要长期使用，则尽快将糖皮质激素的剂量逐渐降低至维持水平。

为了更好地使用糖皮质激素，降低不良反应的发生风险，我们需要：

◆每日早晨服药，与人体糖皮质激素分泌的生理节律保持一致。

◆控制饮食。服用糖皮质激素期间，会经常感到饥饿，食欲大增，但一定要避免摄入过多热量，以免造成过度肥胖。

◆关注自己的血糖、血压，定期复查和随诊。因糖皮质激素引起的血糖、血压升高都可以使用降糖药物或降压药物来控制，停用糖皮质激素后，大部分患者都可以恢复之前状态。

◆适当锻炼，用药期间适当补充钙和维生素 D，积极预防骨质疏松。

◆糖皮质激素可能引起消化道溃疡，当与非甾体消炎药合用时，需要使用保护胃黏膜的药物来预防消化道出现问题。

◆切忌擅自停药。由于突然停药可能导致疾病复发，或出现肾

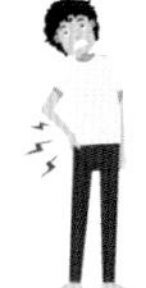

上腺皮质功能减退症的症状，糖皮质激素的使用需遵循逐渐减量原则。例如，每日使用 20 ~ 40mg 泼尼松时，可以每 1 ~ 2 周减 5mg 剂量。如果糖皮质激素使用时间小于 1 周，才可以考虑直接停药。

最后，也是最重要的一点，务必遵医嘱用药。糖皮质激素常被形容为一把“双刃剑”，在迅速缓解症状的同时，也带来严重不良反应的风险。因此，在使用糖皮质激素之前，医生会综合评估患者的疾病类型、严重程度、感染以及生理状态等，选择合适的给药方式和剂量以及减量方案。按医嘱服药，是最安全有效的糖皮质激素使用原则。

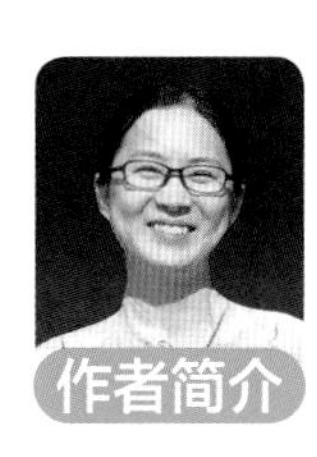

王晓星，中日友好医院，药学部主管药师、药理学博士、免疫系统药物专业临床药师。

阿是穴——
一指禅按摩技巧

对于常见的颈肩腰腿痛，有没有一种简单的家庭按摩保健方法，不用到医院，在办公室或者在自己家里，就可以在“治已病”减轻疼痛的同时，还能够“防未病”？

在介绍答案之前，先介绍两个小知识，——“阿是穴”和“一指禅”。

阿是穴，又名不定穴、压痛点。它的取穴方法就是“以痛为腧”，即人们常说的“有痛便是穴”“痛点”，在此处按压时患者往往有酸、困、胀、痛、重等感觉。这类穴位一般多位于疼痛的部位，但也可在与其疼痛距离较远的部位。

一指禅是临床按摩的一种常用手法，其变化较多，但大同小异，其基本要点如下：手握空拳，腕掌悬屈，拇指伸直，盖住拳眼，用拇指的指端侧偏峰面着力于疼痛部位上，运用腕部的横向来回摆动以带动拇指关节的屈伸活动，使力量轻重交替、持续不断地作用于人体腧穴，当然也包括阿是穴。

操作时要求做到沉肩、垂肘、悬腕、指实掌虚。

“沉肩垂肘”，就是肩、肘关节要放松；

“悬腕”，是腕部放松，使手掌自然垂屈；

“指实掌虚”，是拇指着实，其余四指及掌要放松，才能使作用力集中于拇指，做到蓄力于掌，发力于指。

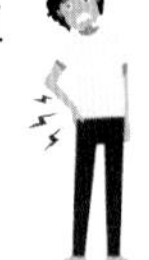

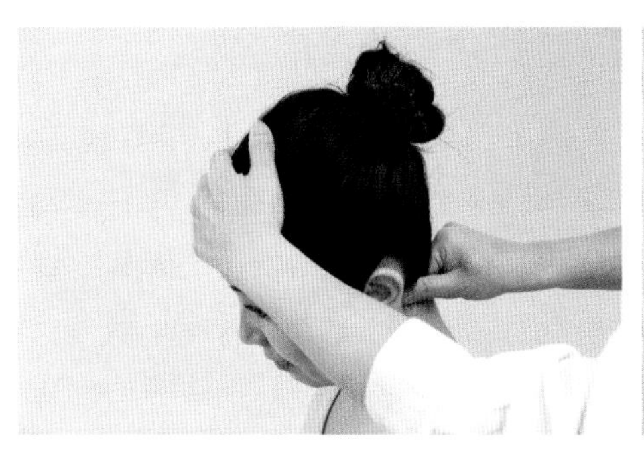

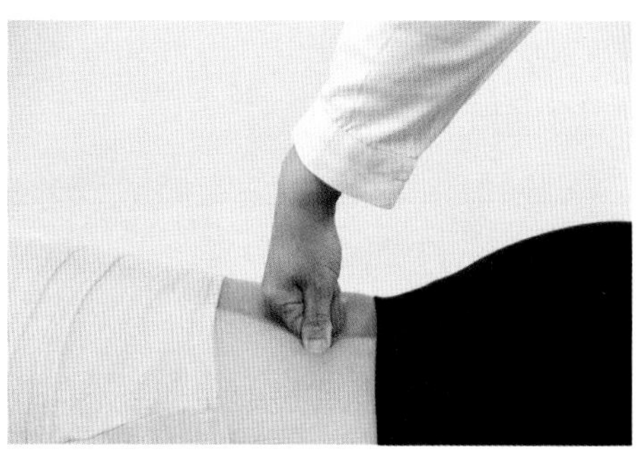

一指禅按摩操作简单，因其接触面积小，压强大，加上持续而有节奏的操作，所以对全身各部位的阿是穴都能起到较好的作用。平时可以在自己大腿前方的股四头肌练习，不限时间、不限地点，十分方便。操作熟练后就可以在自身或他人的阿是穴处按摩保健。对于全身多个部位广泛疼痛者，一般可先在头、颈、肩、臂部操作，再在腰、背、臀、腿顺序操作。

需要注意的问题

力度的大小：要有渗透感，以痛为腧、以“得气感”为度，即“局部酸困沉涨感明显”，最好是“疼得舒服”，操作后患者感到很轻松、很舒适。

操作的时间：与力的大小有关。放松手法宜轻，时间可以稍长；治疗手法稍重，操作时间可以稍短。总之，以局部“得气感”为宜。

体位：以患者和医生皆舒适的体位为宜，同时还需要患者充分暴露患处，保持体位稳定，便于医生操作。

人体的肋胸部，相对比较脆弱，用力一定要适度，避免肋骨骨折。

对于疼痛部位面积较大者，由于拇指指腹面积相对较小，此时也可以用掌指关节、肘部、掌根、足跟等代替拇指，更好地发挥治疗作用。

不仅是颈腰椎，只要不是炎症水肿明显的部位，全身绝大多数的头痛、颈肩腰腿疼痛皆可采用本方法，缓解患者的症状，发挥较好的保健作用。

对于很多的慢性颈肩腰腿疼痛，可能需要配合药物、牵引、针灸、小针刀等治疗方法。近年来，国内还出现了一种最新的发明专利技术——弧刃针疗法，该疗法是传统针灸针、注射针及手术刀三者创造性地结合，具有针灸、针刀、注射针、手术刀等多种功能，无需使用麻醉药和激素，是一种绿色治疗。

总而言之，面对各种各样的颈肩腰腿疼痛，特别是颈腰椎疼痛疾病，我们均可以采用一指禅的手法，在找到疼痛的阿是穴后，给予一指禅按摩，操作简单，且行之有效，在“治已病”能够减轻或消除部分疼痛的同时，还能够“防未病”预防保健。

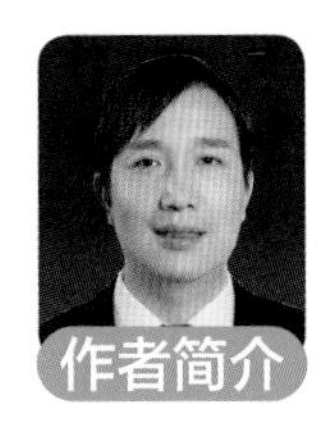

王学昌，河南省中医院，弧刃针发明人，河南中医药大学颈肩腰腿痛与针刀医学研究所所长、中国中西医结合学会疼痛学专业委员会中医微创专家委员会副主任委员、中华中医药学会脊柱微创专家委员会微创针法学组副主任委员。

激痛点
——人体自带的止痛开关

激痛点指的是骨骼肌内可触及紧绷肌纤维内的局部高度敏感的压痛点。激痛点这个词是国外传来的，也有人叫做触发点。对于运动员和体力劳动者来讲，大多数的慢性疼痛与肌筋膜有关。这并不奇怪，因为他们比普通人使用肌肉和肌腱的强度更要频繁，肌筋膜疼痛的主要原因就是存在激痛点。

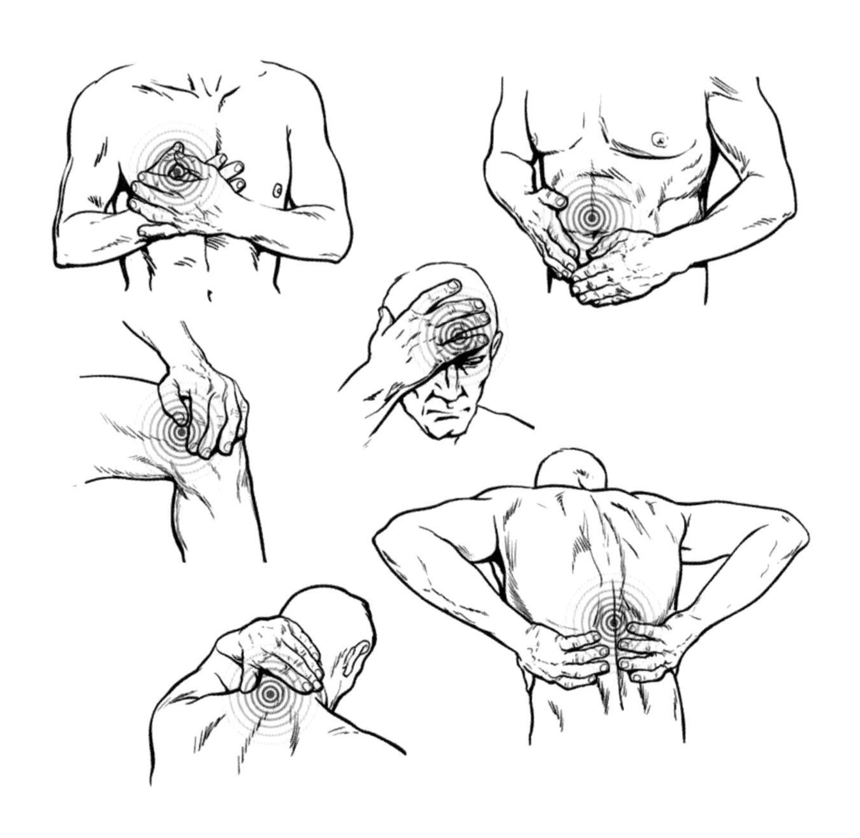

激痛点在哪里

激痛点存在于骨骼肌一个能够激惹疼痛的位置上，通常可在这个位置上摸到一个拉紧的带（结节样条索），挤和触压激痛点时可以感到酸胀疼痛，这种疼痛经常能牵涉远处，快速触压还能引起局部抽搐现象。激痛点往往很小，需要仔细触摸按压才能找到。

引起激痛点的原因

出现激痛点的原因主要是：过度负重、直接的受伤、反复持久的肌肉痉挛。这种痉挛一般不会影响整块肌肉的功能，但会妨碍肌腹中的部分肌肉纤维。在触摸时能感觉到肌肉上的硬块、结节或者局部紧张。有时肌肉很小时，整块肌肉摸起来像硬橡胶制成的电缆。

激痛点给人体带来哪些不良影响

激痛点不仅引起疼痛，也可以引起神经功能紊乱等症状，不少临床上的疑难杂症皆起因于激痛点。

激痛点的存在引起机体许多部位产生疼痛综合征，包括许多头颈、躯干和四肢的疼痛和疾病，比如偏头痛、坐骨神经痛以及颈椎病和肩周炎。

偏头痛与哪些肌肉的激痛点有关

取决于头部疼痛的位置。太阳穴疼痛来自上部斜方肌颈角处激痛点和斜角肌激痛点；额部疼痛来自胸锁乳突肌和斜角肌激痛点；头顶部疼痛来自头夹肌和颈夹肌激痛点；枕后部疼痛来自枕肌、颈后肌以及斜方肌中部激痛点等。

头昏和头晕也与肌激痛点有关吗

凡是能引起头痛的骨骼肌激痛点，都能引起头昏和头晕。眩晕和激痛点有极大的关系，胸锁乳突肌、头夹肌、颈夹肌、头后大直肌以及斜角肌激痛点可以引起眩晕。

颈椎病与肌激痛点有什么关系

很多颈椎病的疼痛都是由颈部骨骼肌激痛点造成的，经过对颈部骨骼肌激痛点治疗后，这类患者可以取得良好的治疗效果，大部分可以被治愈。

另外，脑血管供血不足也可以通过对肌筋膜激痛点治疗得到明显改善，因为颈部疼痛激痛点能够引起颈部血管的不同程度收缩，从而导致脑血管供血不足。

激痛点就是压痛点吗

激痛点就是我们身上的压痛点吗？

两者有一定的相似性，但是本质上有所区别。

相同点：压痛点与激痛点都有隐性、显性痛点及继发疼痛、原发疼痛之分；均以骨骼肌的损伤来解释软组织源性疼痛；两者的诊断均通过手指触诊来进行。

不同点：

·激痛点一般在骨骼肌的肌腹上；压痛点常位于肌肉起止点。

·按压激痛点可诱发整块肌肉疼痛，并能够扩散到周围或更远处；压痛点一般位于局部。

·激痛点是在肌肉内拉紧的带状或条索状结构，是肌纤维内肌小结收缩而成。压痛点是肌肉起止点局部无菌性炎症的反应。

激痛点是中医里说的阿是穴吗

激痛点符合阿是穴按压时出现敏感压痛点的特征。从其临床特征来看，它与传统针灸学中讲的阿是穴十分类似。但激痛点是在筋膜、肌肉及一些内脏范围内出现，它常与内脏性疼痛、神经根性疼痛及肌筋膜性疼痛有关，而阿是穴还需按压，具有按压时产生疼痛并能够引起远端疼痛的特点。

怎么预防和治疗激痛点引发的软组织疼痛

预防是关键：调整错误的姿势。“站有站相，坐有坐相”，不良的姿势会导致许多疼痛疾病的发生，而好姿势的养成会对一些疼痛治疗起到关键性的作用。

远离手机：之所以把手机单独列出来，主要原因是现在因使用手机主诉最多的就是脖子疼，而解决因此造成的颈部酸痛没有很好的姿势可以推荐，最简单直接的治疗方法就是减少使用手机的频次和时间。

参加健康的运动：譬如游泳、骑车、走路、慢跑、做瑜伽、打太极拳等。

出现了激痛点引起的疼痛，需要到医院就诊，医生首先是找到激痛点部位，治疗方法可以自由选择（按摩、艾灸、注射、针刺、刃针、银质针等方法），只要使得激痛点消除，疼痛往往马上得到缓解，甚至痊愈。详细的治疗方法由专业医生来确定和进行。

自我治疗方法

自我治疗时需要寻找到激痛点，其最重要特征是触压时会有明显疼痛。

正确掌握两个激痛点按摩方法，就足以让你消除大多数的肌筋膜激痛点。

第一个是深部持续按压法，一般用于极端敏感的激痛点。方法是用拇指或指关节垂直按压在每个激痛点上，将激痛点向深部按压至骨头表面，持续 10 ~ 30 秒直至疼痛减轻或消失。按压力度以有适度的酸痛感但又不会引起患者肌肉紧张为宜。

第二个是深部推抚按压法，即用拇指或指关节在激痛点上适度压紧，并作小幅度的左右或上下推抚。推抚时不宜在表皮摩擦，而要带动皮下组织一起动。此方法起效快，比持续按压对触发点的作用力更大，而且反复的推抚动作可以更有效地将局部代谢废物挤出。

在自我按摩时，对于一些难以按摩到的身体部位可以利用一些按摩工具，如按摩球、按摩棒、捶背器等。也可用一个硬橡皮球压于身体和墙面或地面之间进行按摩。按摩后出现局部酸痛感是正常的，这是由于软组织中的乳酸等代谢产物释放而引起的，一般在 2 ~ 3 天内缓解。按摩后多喝白开水和服用维生素 C 可帮助人体代谢乳酸。

肌肉等长收缩放松术 即是对抗阻力来等长收缩紧绷的肌肉，然后完全随意性地放松。等长收缩放松术开始是在自己最大的无痛范围内，做紧绷肌肉的等长式收缩，维持这样的收缩 3 ~ 10 秒后，放松，再重复多次。

收缩放松技术 适合用于治疗被动性活动范围明显受限情况，操作时，物理治疗师移动牵伸者的肢体到受限的关节活动末端，然后引导其试着移动肢体到肌肉正常收缩范围之内，使关节活动范围增大，改善关节功能，多次重复进行，循序渐进。

肌肉拉伸和冷喷 通过拉伸已经被激痛点所缩短的肌纤维，从而使肌肉放松。拉伸前可先用冷冻喷雾剂暂时抑制疼痛，以防止肌肉的防御性紧绷反应。拉伸运动也可作为居家运动计划的一部分。

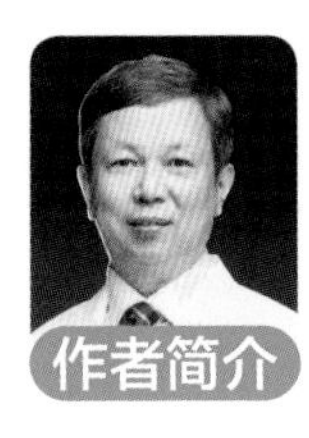
作者简介

徐凤和，青岛大学附属医院，疼痛诊疗科主任、主任医师、硕士研究生导师。中国中西医结合学会疼痛学专业委员会常委、中国软组织疼痛学会常委、青岛医学会疼痛专业委员会主任委员。

第三篇

防痛有道，这些你都做对了吗

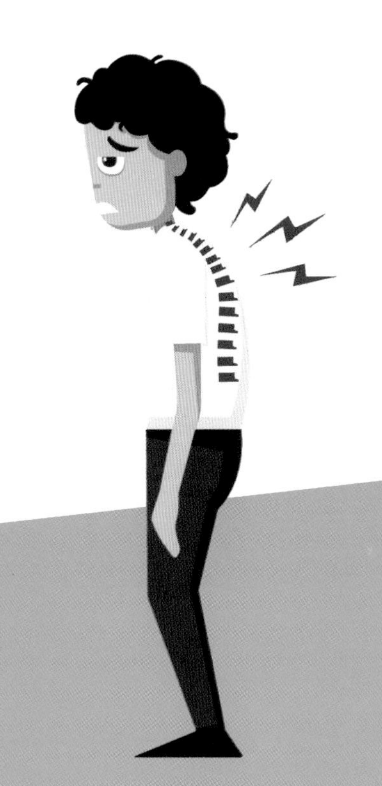

科学健步走，你走对了吗

又到春暖花开的时节，很多人喜欢茶余饭后出来走走，活动活动筋骨，健步走可以增加骨密度，增强骨和关节、韧带以及肌腱的力量，防止骨、关节、肌肉、肌腱的损伤，降低骨质疏松发生的危险性，是一种简便有效的锻炼方法。

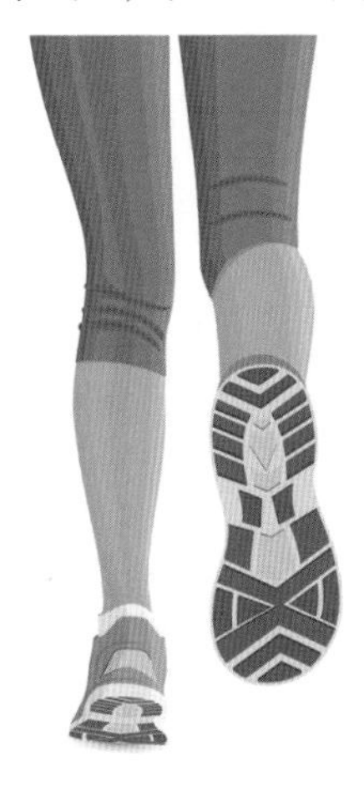

健步走主要靠下肢运动，形成了对脚部的刺激和按摩，而人的脚部集中了与身体所有器官相连的经络穴位，其中，位于足底部的涌泉穴和人的睡眠有极大关系，人走路时不断刺激和摩擦涌泉穴有助于镇静安神，缓解失眠症状。

虽然健步走益处多多，但你真的走对了吗？

其实，不少人根本没走对，走了几个月后甚至还得膝关节炎，锻炼效果大打折扣。那到底怎样走才科学有效？

什么时间走

美国加利福尼亚大学的精神学教授用小鼠做了一个关于运动时间与生物钟的实验。结果令研究者十分吃惊，原本他们预计，早上运动是最有利于生物钟的调整，但实际情况则是，下午跑步调整生物钟的效果才是最佳的。下午跑步能让身体合成更多有利于生物钟

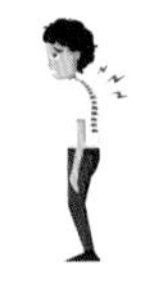

调整的蛋白质，而且能够让这些蛋白质更有效地到达身体的各个部位。

一些老人在晨练时，容易突发心血管疾病，这是因为我们一天中交感神经活动最强的时段是从早上 6 点到中午 12 点，而这段时间也因此成为冠心病的高发时段。尤其是在寒冷的冬季早晨，有心脏问题的人从室内出来一时适应不了室外急剧下降的气温，可能发生血管痉挛、收缩，造成心跳加快等。最终多方面原因综合在一起促使血压升高，引发心肌梗死、脑梗死等严重甚至致命的后果。

所以，提倡下午 4 点或 5 点前后锻炼最佳，既符合人体生物钟，而且该锻炼时间段光线好、视野好，又避开晚饭前后一小时不宜锻炼的时间段。如果白天没时间，也可以选择在吃完晚饭 1 小时后健步走，要注意运动强度，若强度过高会使交感神经兴奋，妨碍入睡。

穿什么走

有弹性的运动鞋 + 宽松透气的衣服。

一双合脚的鞋：尽量选择头部较宽松的运动鞋，配上一双棉质运动袜，不要穿皮鞋、高跟鞋以及布鞋等。鞋底一定要选防滑的、弹性及缓冲能力较好的，这样能减轻对膝盖和脚踝的冲击，因为在健步走的过程中，膝盖、脚踝要承受的冲击力最大会达到体重的几倍，选好鞋子可以减少锻炼时对膝盖和脚踝造成的慢性损伤。

一身宽松透气的衣服（尤其是裤子）：健步的衣服一般应该透气、宽松，如果是夜晚走，衣服颜色最好以鲜艳为主，或有反光条装饰，可减少交通意外的发生。容易出汗的人可以带一条小毛巾随时擦汗。喜欢听音乐的人可以带上运动手机臂包，若戴耳机，音量应以能听清旁边人正常讲话声音为宜。

注意：健步走最好少带不必要的物品，如果一定要带，也要注意重量控制，以行走时不觉负重吃力为宜。有些健步走者背着双肩包等物品，如果背太重的东西，膝盖承载过重，时间久了会对膝关节造成损伤。

在哪里走

塑胶路比柏油路好，跑步机和柏油路差不多，柏油路比水泥路好，水泥路比青石板路好。尽量选择全程塑胶跑道，该跑道“硬中带柔，刚柔并进”，还带点弹性，有助于缓解冲击力。要当心石子路或木栈道，路面可能会高低不平或破损缺失，造成意外崴脚受伤。

走多快

健步走速度可分为慢步走（70～90 步 / 分）、中速走（90～120 步 / 分）、快步走（120～140 步 / 分）、极快速走（大于 140 步 / 分）。美国运动医学会推荐健康成人进行中等强度体力活动，也就是中速走（90～120 步 / 分），运动时应该是心率加快、身体微微出汗。速度最好因人而异，由年龄和体力来进行最佳选择，或者循序渐进由慢渐快，不要引起呼吸和心率过快，造成不适感。走路姿势要注意抬头挺胸，保持颈部与肩膀放松，双手微微握拳、手肘弯曲约 90°，肩膀前后摆动幅度不要超过耳朵，手臂自然前后摆动带动步伐。

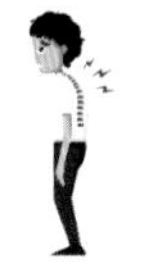

走多少步

美国运动医学会及美国心脏协会规律运动指南指出：30 分钟有氧运动是普通成人保持健康和降低慢性疾病风险所需要的。其实，有氧运动除了主要由氧气参与供能外，还要求全身主要肌群参与，运动持续较长并且要有韵律。

注意不要锻炼过度，我们曾经接诊的几位膝关节痛患者，就是为了快速达到锻炼效果，每天暴走 5km 以上。刚开始有点腰酸背痛，后来膝关节也开始隐隐作痛，来医院做磁共振检查发现膝关节半月板有不同程度损伤。基于人群的研究显示：男性需要每天步行 11 000 ~ 12 000 步，女性需要每天步行 8000 ~ 12 000 步，每次 30 ~ 40 分钟的健步走为宜。

健步走给不同年龄、不同体质的人都能带来健康和快乐。无需设备，场地不限，时间自由，还有什么比这更方便的运动呢？只要迈开双腿走起，就能获得健康。“迈开腿、管住嘴”，让我们积极地走起来吧！

小知识 国际大众健身体育协会(The Association For International Sport for All，TAFISA）于 1992 年 6 月 7 日在巴西里约热内卢召开的全球首脑峰会上，启动了第一届世界步行日，从此以后，此活动便迅速推广开来。TAFISA 将每年的 9 月 29 日定为世界步行日，鼓励全世界人民都来积极参与。目前有超过 72 个国家成员参与，世界步行日活动与世界卫生组织“为健康而运动”项目相结合，已经成为当今世界最有影响力的运动之一，每年有数百万参与者。

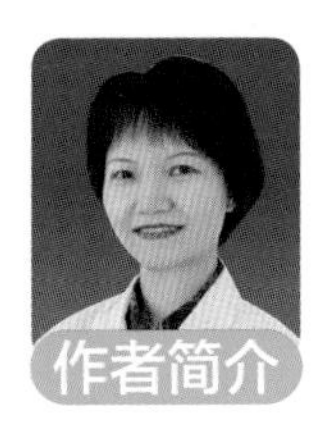

司马蕾，中日友好医院，全国疼痛诊疗研究中心主任医师、医学博士、北京大学副教授。中国医促会肿瘤姑息治疗与人文关怀分会常委、中国生命关怀协会疼痛分会常委、中国中西医结合学会疼痛学专业委员会青年副主委、中国抗癌协会肿瘤心理学专业委员会青委会副主委。

核心肌群
是我们力量的源泉

一提到“核心肌群”四个字，很多人第一反应就是八块腹肌、马甲线、人鱼线，其实不然，他们只是核心肌群的一部分，所谓核心肌群是指腹部前后环绕着身躯，负责保护脊椎稳定的重要肌肉群，包括背肌、胸肌、膈肌、腹肌、骨盆底肌和会阴肌。人体上下肢好比两个“各自为政”的地带，核心肌群就像一个纽带连接了人体的上下肢，牵连了我们全身，如果这个中心地带不稳固，那我们的整个身体也将失衡，产生酸痛不适感，影响运动功能。所以说，“核心肌群就是我们力量的源泉”。

为什么核心肌群重要

我们日常走路、拖地和搬东西甚至是打喷嚏等，第一发力点源于核心肌群，这也意味着，核心肌群是关乎所有运动的重点，只要将核心肌锻炼强壮，便能提升运动质量。反之，一个人无论看起来多么强壮，如果核心肌群薄弱，终究只是个空架子。核心肌群负责保护我们的脊椎，使身体保持一定的稳定性，给予身体最大的支撑能力和平衡力，无论走路还是跑步，核心肌群都在发挥它的重要作用。

核心肌群和肌肉酸痛有什么关系

人体全身600多块肌肉，任何一个部位的肌肉僵硬都会压迫周围的血管和神经，导致我们的循环代谢受限，肌肉缺血缺氧，产生的代谢物乳酸堆积，产生肌肉酸痛，甚至麻木的症状。

生活中这样的情况较常见，如长期伏案低头工作，这个时候我们后背的肌群（背阔肌和肩袖肌群）是处于离心收缩状态，肌肉本身具有自我保护的能力，当长期被拉长，肌肉就会自我保护性地收缩。长此以往，肌肉就变得紧绷、僵硬，失去弹性，紧绷的肌肉压迫周围的血管、神经，导致局部血液循环代谢变慢，出现酸麻胀痛等症状。

核心肌群的酸痛该怎么预防

预防核心肌群酸痛的发生，就要加强自身的锻炼，锻炼不单单是指打篮球、游泳、跑步这些运动，还要有针对核心肌群的训练方式，比如平板支撑、单腿运动、单侧运动、利用不稳定表面的运动（如健身球、平衡垫、泡沫滚轴）等，运动总体上要遵循循序渐进、逐步加强的原则进行训练。

平板支撑：训练采取俯卧位，双肘屈曲成90°，用前臂与双足尖作支撑，撑起整个身体，头与身体绷直保持在同一水平线，持续该姿势不变，坚持到自己最大限度为1次，每训练做3～5次为一组。

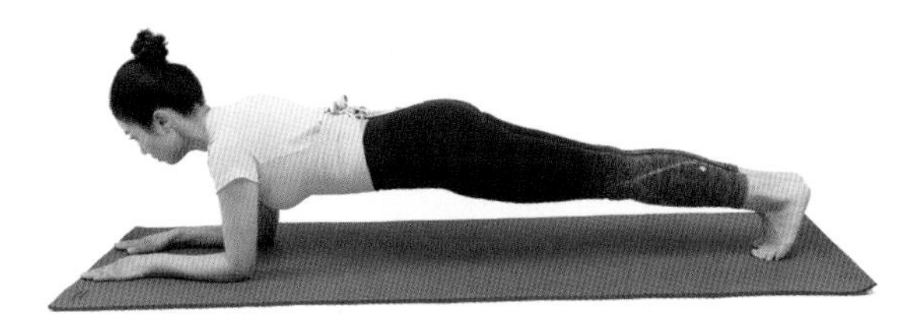

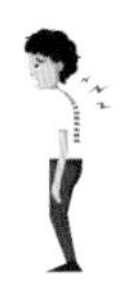

单腿蹲：单腿站立，屈髋向下蹲，膝盖不要超过脚尖。保证落地脚全脚掌自始至终不要离开地面。如想再增加难度，可以站在弯曲不稳定的表面上进行单腿蹲。

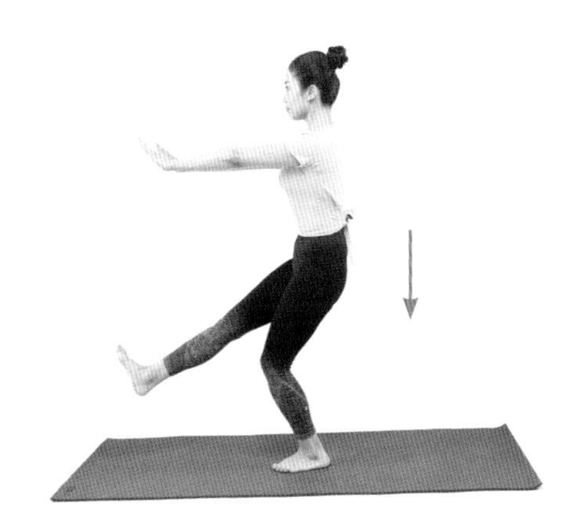

平衡球箭步蹲：将一只脚放在平衡球中央，没有平衡球可用较蓬松的沙发垫等代替，小腿与地面垂直，另外一条腿向后退一步。然后将腹部收紧，做箭步蹲的动作，注意膝关节不要超过脚尖，后面的腿要放松并且膝关节屈曲。这个动作的加强训练可以将后面的腿放在平板上，然后前面的腿向前迈出做箭步蹲的动作。

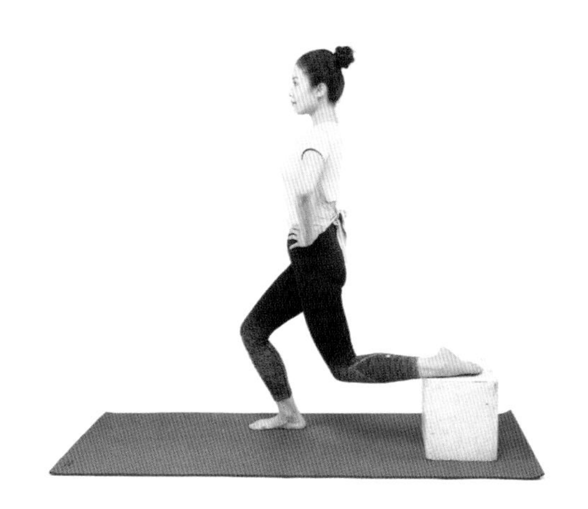

深蹲举：训练时将双足放在与髋同宽的位置。进行蹲举的动作，膝盖朝向脚尖的位置蹲下去，膝关节不要超过脚尖，大腿与地

面平行或略高于平行的位置，腰背伸直，核心肌肉收紧。

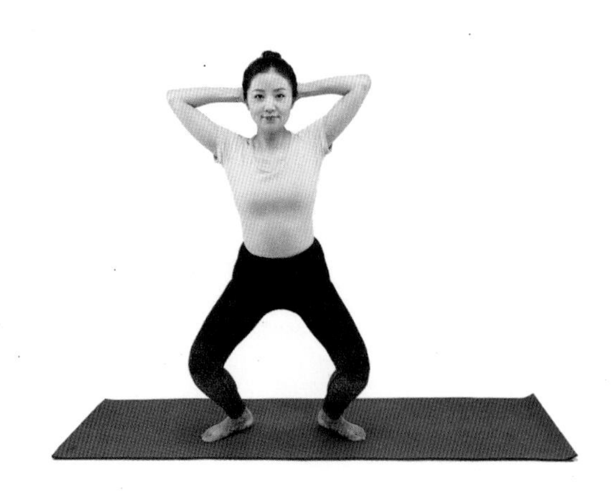

跪姿控制平衡：该训练方式对核心肌的锻炼强度要求进一步提高。一侧膝关节跪在瑜伽垫上，收紧核心肌肉，抬起同侧手臂和对侧的腿，保持骨盆中立，不要倾斜。控制身体的平衡，保持一段时间，换另外一边，注意在做此训练时可在膝关节的着力点处放置平衡垫等物品。

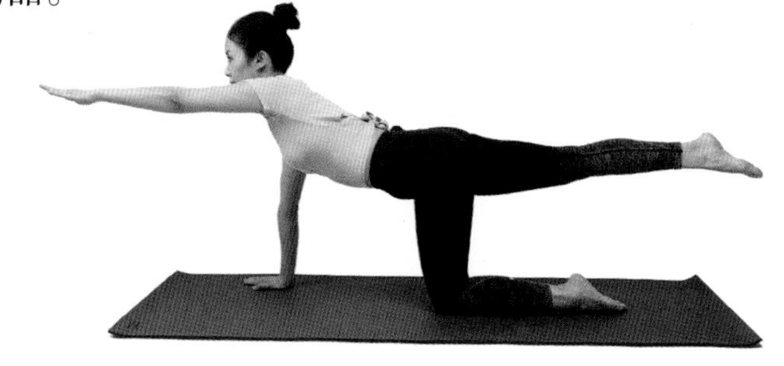

俯卧撑：将双手掌撑在地上与肩同宽的位置，进行俯卧的动作。身体从头到脚保持一条直线，下落到肘关节呈 90°。

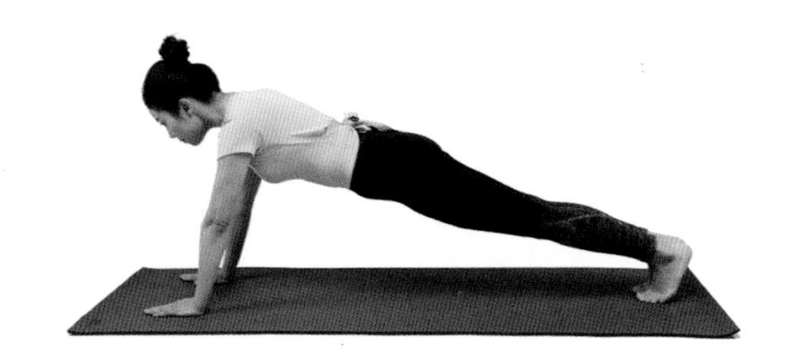

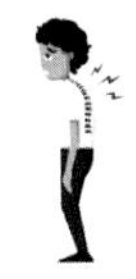

* 注意：起来时一定注意肘关节不要背伸，防止受伤。

五点支撑：训练采取仰卧位躺在瑜伽垫上，双膝屈曲，双足踩实在瑜伽垫，肩甲与头部撑地，腰部用力向上抬，上肢紧贴瑜伽垫，膝关节以上肩胛带以下保持平直。

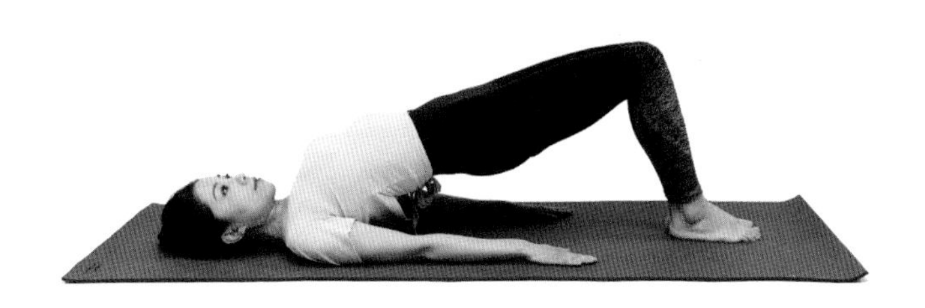

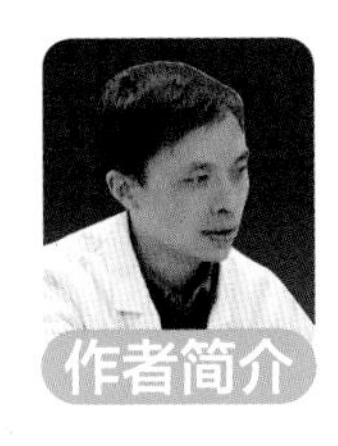

作者简介

刘海鹏，甘肃省人民医院疼痛门诊副主任医师、世界中医药学会联合会专业委员会理事、甘肃省医学疼痛学分会常务委员、中国抗癌协会癌症康复与姑息治疗专业委员、甘肃省经筋专业委员会主任委员、中国中西医结合学会疼痛学专业委员会内镜专家组委员。

锻炼身体，
也是在锻炼大脑

俗话说“生命在于运动”。大家都知道运动能够强身健体，可是您知道吗，锻炼身体，也是在锻炼我们的大脑。为什么这样说呢？研究表明，锻炼身体可以从以下 6 个方面促进大脑的功能。

促进大脑发育

随着年纪的增长，我们脑内新细胞的生成速度会减慢，脑组织也在缩小。而运动锻炼也许能逆转这一趋势，研究表明，坚持运动可以使脑容量得到显著提升。

提升大脑激素水平

就像肥料可以使得植物长得更快、更好，在我们大脑中，有一种名为脑源性神经营养因子（BDNF）的化学物质，可以促进脑细胞的生长和增殖分化，对于负责记忆的大脑区域——海马体而言有着举足轻重的作用，而记忆是最易受到年龄增长的影响而退化的功能。你锻炼得越多，这种有益因子就产出得越多，从而延缓记忆衰退的速度。

击退抑郁和焦虑

抑郁会减弱大脑加工信息的能力，使得我们记忆出现问题。如果是诊断为重度抑郁症，医生可能会给开抗抑郁药。而如果抑郁不太严重的话，运动可以改善情绪状态。因为运动可以促使身体合成血清素和多巴胺，这些正是决定快乐情绪的脑内化学物质。运动更可提高体内内啡肽的含量，而内啡肽也是一种令人愉悦的化学物质。

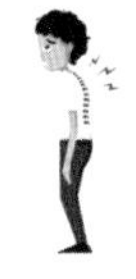

减少压力的影响

虽然有像BDNF那样的激素可以让大脑减龄，但也有其他激素会使大脑衰老，这其中就包括所谓的“压力激素”——皮质醇。要知道，我们思考减缓、注意力分散以及健忘正是由皮质醇所导致，而运动可以降低皮质醇含量，有助于我们重拾清晰思维。

大脑执行能力更好

大脑的执行能力从根本上说就是认知能力，研究发现年龄为55～80岁、进行规律锻炼的成年人，在认知测试上的表现比不锻炼的对照组高4倍。效果最明显的是每次锻炼30～45分钟，坚持超过6个月的人们。由此可见，不过只需一段时间的锻炼，就能收获运动带给你的实质获益。

提高大脑对胰岛素的敏感度

当你吃东西时，你的身体会将大部分的食物转化为葡萄糖。这就是身体（包括大脑）所需能量的主要来源。为了使其能够进入细胞，这些葡萄糖需要有胰岛素的伴随。然而，有的人对胰岛素有抵抗力，这时候身体就不得不泵出越来越多的胰岛素，尽管如此，血糖含量还是升高了，这是2型糖尿病发生的机制之一。而且即使没有患上2型糖尿病，这种对胰岛素的抵抗力也不利于大脑的正常代谢。当脑细胞被葡萄糖淹没时，会对记忆与思考造成负面影响，而通过规律性的锻炼可以逆转对胰岛素的抵抗力。血糖控制得越好，你也就可以更好地对抗与年龄有关的认知功能衰退。

有哪些运动能够锻炼大脑

通过手锻炼脑

脑与手存在着密切的对应关系。所谓“十指连心”“心灵手巧”，即是说我们通过锻炼得手巧，从而达到心灵。手的灵巧程度是大脑功能高低的一种标志。应多注意活动双手，高效率地活动

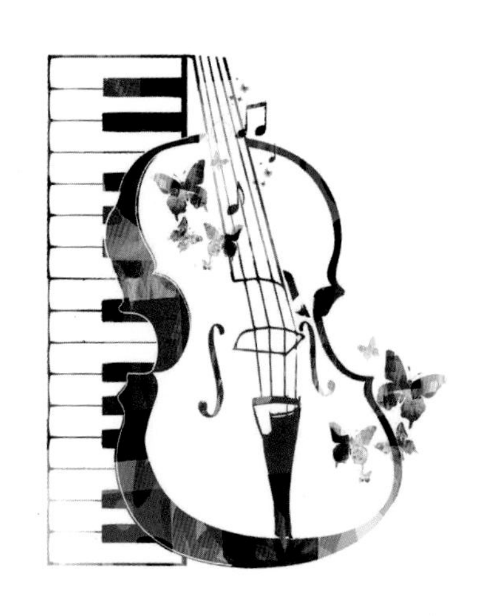

10个指头，尤其要重点地锻炼大拇指，这才能促进脑力的整体发展。

具体做法

弹琴：弹琴是一种很好的手指运动，两手尤其是手指共同动作，视觉、听觉以及触觉全部参与到弹琴过程，使整个机体都处于积极的协调状态中，从而促进大脑机能的整体性发展。

指卧撑：即将俯卧撑改为用手指撑。撑时用力要有重点。应注意用大拇指的力撑，用弱手力撑。这种运动强度较大，适合青年人，效果良好。但必须循序渐进，适可而止。老人可面对墙壁用手指有节奏地屈伸撑墙。

握拳醒脑：因脑力劳动感到疲劳时，宜两手握拳，然后有力地伸展手指，接着又有力地握拳，反复多次。这是调节脑力劳动疲劳时的醒脑方法，男女老少皆宜。

健康球活动：用两手手指拨动掌心上的球，使之不停地转动，使手掌各个穴位受到刺激。通过神经传导到大脑中枢，达到健脑益智效益。

通过足锻炼脑—赤足行走

如上所述，俗语说："人老腿先老。"其实，"腿老"只是局部脑功能衰退的一种表现。大脑的退行性变化使大脑中枢对腿的控制力减弱，脚显得无力。在确保安全的路面上赤脚行走能在一定程度上改善上述退行性变化状况。

通过音乐、舞蹈等活动锻炼脑

音乐能调节人的情绪，开发人的智力，延缓脑的老化。科学研究证实，唱歌能同时锻炼左右脑，记歌词是锻炼左脑功能，记曲调是锻炼右脑功能，记住一首歌的词和曲是在整体地锻炼大脑。

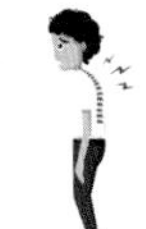

跳舞是一项音乐调配身体运动的脑 - 体结合的综合性运动，人们随着悠扬动听的音乐进行舞蹈时，体内会分泌出一种有益于健康的激素，以调节血流量，并促进血液循环。当然，不是所有的人均适宜跳舞，贫血、心脏病、内耳眩晕及高血压病患者，就不适宜跳舞。

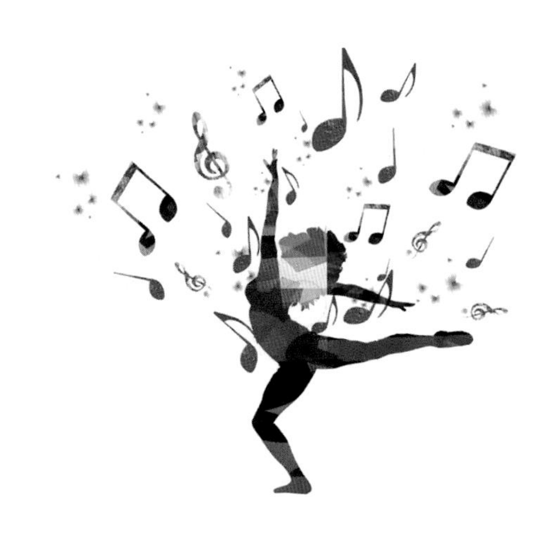

传统的“年老脑必衰，年老体必衰”的观念必须更新。年老体易衰，年老脑易衰，但不是必衰。生命在于运动，生命更在于脑运动！锻炼身体，也锻炼大脑！

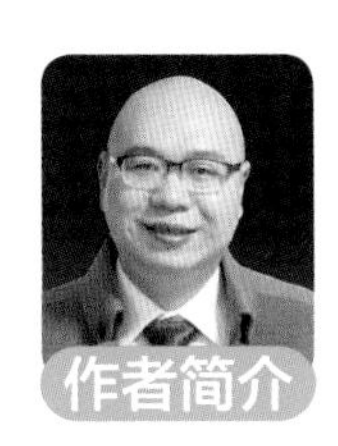

郭向飞，首都医科大学附属北京安贞医院，麻醉科疼痛诊疗中心副主任医师、医学博士，世界疼痛医师协会中青年委员、中国医师协会疼痛科医师分会委员、中国疼痛康复产业技术创新战略联盟副秘书长。

预防慢性疼痛，要保持良好姿势

疼痛的体验人人都有，什么算是慢性疼痛？现代医学认为，持续 3 个月以上的疼痛就是慢性疼痛了。据统计，目前我国慢性疼痛患者超过一亿，慢性疼痛患者还伴有睡眠紊乱、食欲差、便秘等不适症状，同时还能引起焦虑、抑郁以及心理障碍。

不良姿势是慢性疼痛的诱因和持续因素，长期的不良姿势不仅导致身材变形，还会产生慢性疼痛，良好姿势可以健身美体，提升个人自信，更能预防慢性疼痛。在了解预防慢性疼痛的良好姿势之前，我们先了解一下不良姿势有哪些。

常见的不良姿势有哪些

古话说，人要“坐如钟，站如松，卧如弓”。然而现在人们出门坐车，上班使用电脑，平时更是手机、平板电脑不离手，姿势可谓是千奇百态。

低头看手机、耸肩含胸伏案、弯腰抬物、跷二郎腿以及单肩背包等，这些都是我们常见的不良姿势。

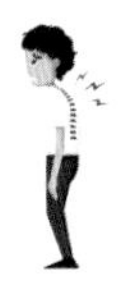

不良姿势与慢性疼痛有什么关系

不良姿势使肌肉韧带长时间处于疲劳状态，早期会有慢性疲劳感、颈肩腰背酸痛感。长期的不良姿势会造成脊柱生理弯曲消失、脊柱侧弯、骨质增生等解剖学改变，最终导致体态改变和慢性疼痛。

低头看手机 使颈部肌肉疲劳，发生痉挛，脖子僵硬酸痛，久之会过早出现颈肩部慢性疼痛。

耸肩含胸伏案 引发颈肩部肌肉疲劳，易导致驼背，上身自主向前弯曲，腰椎负担明显增加，久之引发颈肩腰背慢性疼痛。对女性而言，前胸部肌肉也会松弛无力，产生乳房下垂，严重影响女性体态。

瘫坐 瘫坐姿势看似舒服，实则是个大隐患。习惯了瘫坐姿势，颈椎自然弯曲度就会减小或消失，腰椎肌肉韧带处于拉伸状态，易诱发落枕、颈椎间盘突出和慢性腰痛。

弯腰抬物 增加腰背肌肉韧带张力，增大腰椎间盘压力，有时可能出现急性腰椎间盘突出，长久做此动作会诱发慢性腰背痛。

跷二郎腿 会限制被压腿的血液流动，导致左右腿部肌肉力量不平衡。此外，长期跷二郎腿会引起骨盆侧倾、腰椎侧弯和长短腿体态，还会导致一侧慢性腰痛。

穿高跟鞋 使身体重心过度前移，造成骨盆前倾、脊柱弯曲增大，椎骨间的接触面变小，腰椎和颈椎受力点集中，日积月累，容易导致慢性腰痛和颈椎病。

单肩背包 会造成一侧肩高，一侧肩低的体态，而且由于肩胛骨上附着的很多肌肉，这些肌肉连接到脊椎，时间久了会导致脊椎的侧弯和骨盆侧倾，出现慢性腰痛。

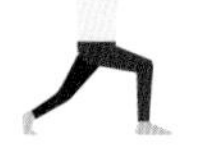

预防慢性疼痛的良好姿势有哪些

现代人追求美丽与健康，花费大量时间和金钱去健身、学做瑜伽，来保养身体和预防慢性疼痛。我们恰恰忽视了一点：人体犹如一台精密复杂的机器，需要常常保养，保持良好姿势是最简单、最省钱的保养和预防慢性疼痛的方式。

坐、站、卧、抬是我们常用的 4 个姿势，把这 4 个姿势做好，会大大减少慢性疼痛的发生发展。

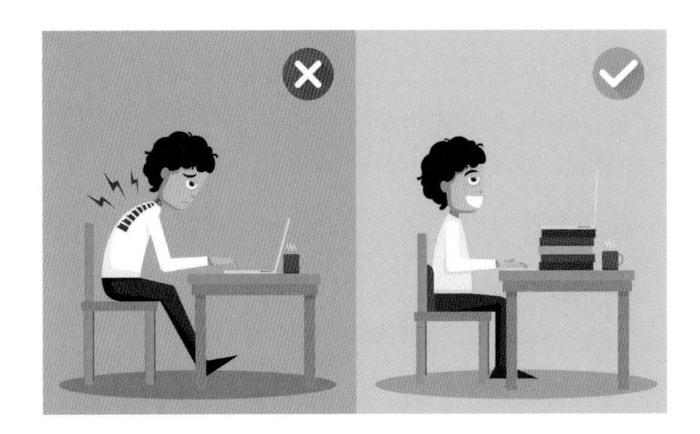

良好坐姿 对长时间坐在椅子上学习和工作的人群来说，采取良好坐姿十分重要。良好坐姿就是要上身坐直，上肢自然下垂放于椅托，臀部尽量向后靠在椅背上，两腿自然下垂，两脚正好自然踏地。

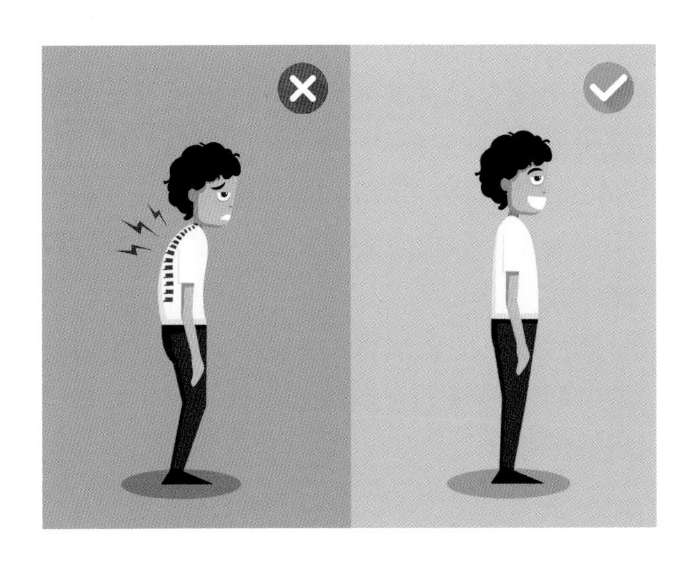

良好站姿 站立的时候尽量不要驼背或上身向一侧倾斜，从侧面看，耳朵、肩膀中央、腰部中央、膝关节及外踝成一条直线。

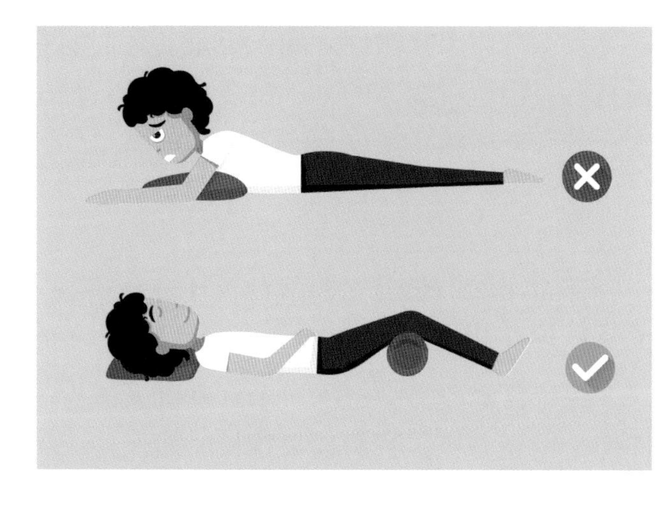

良好卧姿 卧姿要求枕头高度适宜，完全仰卧时，膝下垫一个软垫，可恢复腰椎的生理曲线，感觉更舒适；侧卧位时，膝关节屈曲并在两腿之间夹一个薄的软垫。

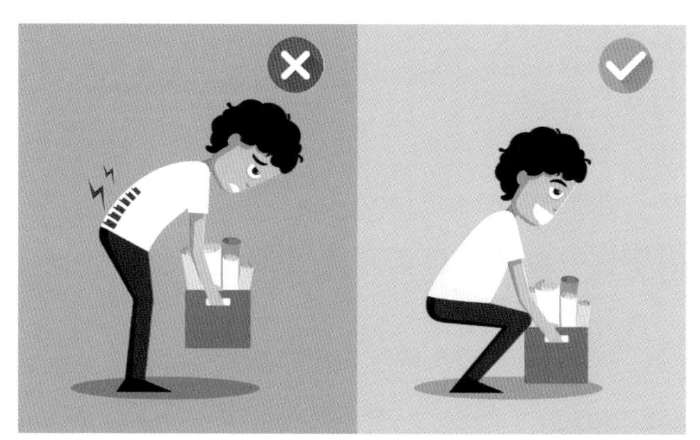

良好“抬姿” 弯腰抬重物对腰椎负担最大，所以很多人都是在抬重物时损伤腰椎。弯腰抬重物时注意保持腰背挺直，缓慢屈膝下蹲，抬起时腰部挺直站立，特别注意不要扭腰。

姿势的好坏并非绝对预防或导致疼痛

良好姿势可以预防慢性疼痛，不良姿势可以导致慢性疼痛。实际上，良好姿势和不良姿势还有鲜为人知的另一面。

一方面，良好姿势长时间维持，也是需要肌肉持续用力的，并非轻轻松松。长时间保持良好姿势，肌肉一样会紧张疲劳，有的人也会产生慢性疼痛。

另一方面，不良姿势从生物力学角度而言，容易伤害脊椎，久之导致不良体态和慢性疼痛。但是，我们的身体经过长期的进化，是具有一定适应能力的，不良姿势如果只是短时间作用于身体，确实会带来舒适感，很少会产生慢性疼痛。

预防慢性疼痛需要良好姿势，还需要什么

保持良好姿势会打下一个好基础，减少了慢性疼痛的发生。但即使是良好姿势，我们也很难长时间保持，不良姿势也会时不时出现。不良姿势的确会伤害身体，前提是必须达到一定时间，每天各种姿势不断变化，哪怕有一些不良姿势，其实也并无大碍。

有时候当我们活动时，就会感觉慢性疼痛有所缓解，当我们保持一个姿势不变时，就会感觉慢性疼痛加重。这是因为我们活动时，我们避免了身体总是处于一个固定姿势，所以，预防慢性疼痛需要良好姿势，还需要经常地变换姿势，避免长时间固定姿势。

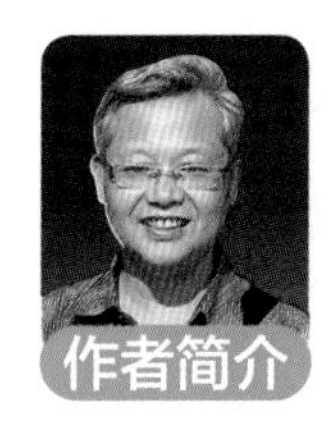
作者简介

李勇，蚌埠市第三人民医院（暨蚌埠市中心医院），疼痛科副主任医师。

提高你的疼痛耐受力

每个人一生中都经历过疼痛，但您知道什么是疼痛吗？国际疼痛学会对疼痛的定义：疼痛是一种非愉快的感觉体验和情感体验，通常在发生或引起各种组织损伤乃至继续组织损伤时的一种特殊表现。随着人们对疼痛的逐步认识及日益关注，WHO（世界卫生组织）已将疼痛列为继体温、脉搏、呼吸、血压四大生命体征的第五生命体征。

疼痛的产生需要经历两个步骤：第一步，生物学步骤，例如针刺皮肤等，这些刺激会通过生物学机制传递给大脑，让它知道身体正在经受痛苦。第二步是大脑对传递来的信息进行整理，做出回应——是做出反抗或躲避还是继续忍受。急性疼痛可以告知人体，尽快逃避伤害刺激，动员机体产生修复，因此将此类疼痛称之为“好痛”；慢性疼痛则造成机体功能紊乱，由疼痛导致情绪波动最终产生睡眠障碍，我们称之为“坏痛”。

为什么不同人对疼痛耐受力不一样

这就涉及两个重要的疼痛学名词，一是痛阈，即个体所能感觉到的最小疼痛。有些人对疼痛很敏感，稍有疼痛刺激就能感受到。二是疼痛耐受力，即个体所能忍受的疼痛强度和持续时间称为疼痛耐受力，每个人对疼痛的耐受力不同。我们体内有大量的疼痛相关受体和神经递质。受体决定了你面对不同疼痛时，是吃消炎镇痛药有效还是吃阿片类药物有效，而神经递质在调节疼痛，尤其是在调节慢性疼痛时发作巨大作用，如让人愉悦的多巴胺和内源性吗啡肽，这些物质可让人体对疼痛的耐受力明显增强。

哪些社会心理因素对疼痛耐受力有影响

学习与经历 对疼痛的耐受力可以是一种习得性行为，特别是与儿童的早期经历有关，幼年的时候如果受点轻伤，家长就大惊小怪，这就无形中助长了孩子对疼痛的敏感性，如果孩子从小对小伤小痛满不在乎，长大以后就不怎么怕痛。

情绪 生活实践证明，疼痛时患者情绪如良好，则疼痛感受变轻，而当焦虑或抑郁时，疼痛便加重。有实验表明，情绪镇定者比情绪紧张者的痛阈平均高 26%，所以疼痛患者保持良好的情绪状态十分重要。

注意力 注意力对疼痛的影响极为重要，疼痛时如果把注意力分散到其他事物上，对疼痛的敏感性就会降低。牙痛者可因白天从事紧张工作而觉牙痛减轻，入夜后牙痛就特别明显。又如战场上正在冲锋的战士，不严重影响功能的外伤常常不引起其注意，因而不感到疼痛。当战斗结束，情绪有所松弛，并注意到伤口时，疼痛随之出现，甚至难于忍受。

意志和信念 意志坚强者能沉着地忍受剧烈疼痛，意志薄弱者便难于忍受。

男性和女性对疼痛的耐受力有何差异

美国的一项调查发现：45～64 岁的成年人中 30% 有过持续超

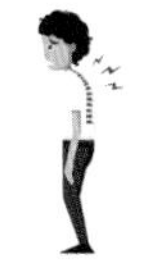

过 1 天的疼痛经历；20～44 岁的成年人这一比例为 25%；女性的疼痛发生率为 27.1%，略高于男性的 24.4%，现在还没有令人信服的理由来解释为何女性更容易感受到疼痛，但都柏林的一项疼痛调查研究却表明：已婚女性比男性能更好地耐受疼痛。

老人与儿童对疼痛的耐受力有何差异

年龄对疼痛的耐受性和敏感性的影响是不同的，婴儿对疼痛刺激不敏感，其感受到的疼痛是弥散性的，但随着年龄的增长痛觉逐渐变得清晰敏感和定位确切，但到了老年，痛觉又随着年迈而日趋迟钝，临床上可见到老年人因缺乏疼痛主诉而延误诊治。

如何提高我们对疼痛的耐受力

运动 运动可以提高对疼痛的耐受性。每周需要做至少 3 次有规律的有氧运动，持续 30 分钟，这个练习需要从中等强度逐渐过渡到剧烈的强度。运动会释放内啡肽，内啡肽是脑下垂体分泌的激素，能像吗啡一样让人产生欣快感，帮助减轻疼痛。

呼吸练习 可以坐在直椅子上闭上眼睛，深吸气 5 秒，屏住呼吸几秒钟，然后呼气 7 秒，重复 10 遍。身体放松后，疼痛耐受性就会更高。这就是为什么分娩的女性或患有慢性疼痛的患者可以从轻松的呼吸练习中缓解自身疼痛。

充足的睡眠 睡眠不足会降低你对疼痛的耐受性，如果每晚都有充足的睡眠，就可以提高疼痛耐受力。

冥想 放松身体，保持镇定，集中注意力展开冥想，能在一定程度上提高痛阈。

认知行为疗法的尝试 认知行为疗法是一种心理疗法，用健康积极的思想代替消极的思想，可以帮助处理疼痛和提高疼痛的耐受力。该疗法应在受过训练的心理学家、治疗师或其他心理健康专家的帮助下完成。

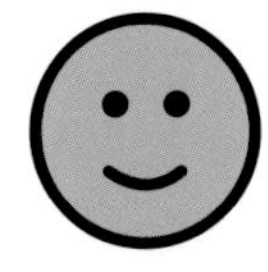
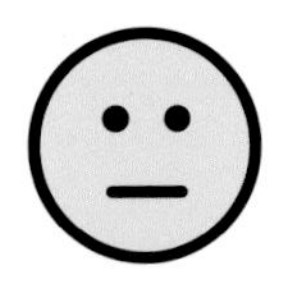
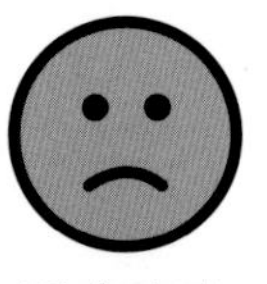
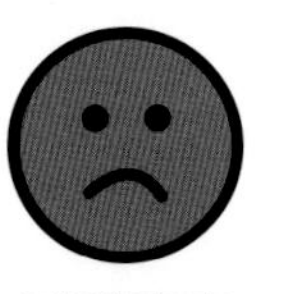

无痛　轻度疼痛　中度疼痛　重度疼痛　剧烈疼痛　无法忍受

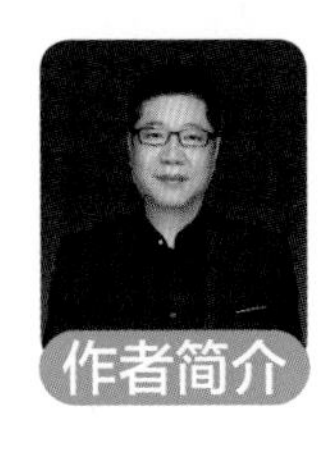
作者简介

赵国利，中国人民解放军总医院第一医学中心，麻醉手术中心副主任医师。

寒冷季节
如何避免疼痛发作

人体生病多与季节有关，冬春季和秋冬季最多发，这两个时段是冷热交替最频繁的时候，也是人们最容易受寒的时候。《素问·玉肌真脏论》述："风寒客于人，使人毫毛毕直，皮肤闭而为热。"即机体感受风寒后，人体表现为恶寒重、发热轻、头痛、周身酸痛、鼻塞流涕等不适感。表皮收缩，毛孔关闭，机体与外界的物质交换停止，正所谓不通则痛。中医中还有"十病九寒""寒冷是百病之源"等说法，受寒后导致阴阳平衡失调，出现疾病或疼痛。而对于西医来讲，寒冷导致机体免疫力或抵抗力下降，引发机体出现病变或疼痛。

人体受凉除与季节有关外，还与以下因素有关。

1. 精神集中专注于某一件事情，如连夜赶工作、深夜打麻将等，由于精神紧张并且注意力高度集中于一件事上，感受不到已经受寒。

2. 由于运动、受热等一些原因导致机体出汗，出汗后未能及时保温，寒冷容易通过开放的毛孔而侵入人体。

3. 夜间睡觉或白天小憩未做好遮盖而受凉。

4. 麻痹大意，认为自己身体壮而不做预防。

5. 在某些特殊情况下，如肿瘤患者放化疗期间、器官移植人员服用免疫抑制剂等，导致机体免疫力低下。

6. 老人与小孩也是最容易受凉的群体。

人们的疾病或疼痛不适很多都是由于受凉而引起。在寒冷的刺激下机体的交感神经系统紧张而兴奋，在代偿期内，导致心率加快，外周血管或小血管收缩，血管的收缩使靠血液循环供养的组织缺血缺氧，并同时造成缺血组织代谢的产物不能及时被运走。收缩的血管导致组织的循环不通畅，一方面会直接导致疼痛的发生，另一方面，组织代谢后积存的化学产物直接刺激末梢神经，再通过神经把这一刺激传导到大脑，也会使我们感受到疼痛。

当然，交感神经系统的紧张也保证了机体对如心脏、大脑等重要器官的血液供应，因而使器官得到保护。长时间的寒冷刺激或超低温的刺激会使人体失去代偿能力。当代偿能力丧失后，人体的多个组织或系统都会发生功能障碍，出现疾病或疼痛及不适感。寒冷失代偿会造成机体的持续性低体温，低体温会导致心脏收缩乏力，出现胸痛、气促、心悸、头痛头晕，甚至晕厥；使大脑缺氧出现头痛、记忆力下降、睡眠障碍，严重时出现脑出血或脑梗死；体温低会降低机体的免疫力，出现多种疾病并使癌症发病率增高；体温低还会导致造血功能下降，出现贫血，进而使组织缺血缺氧，造成疼痛和麻木。

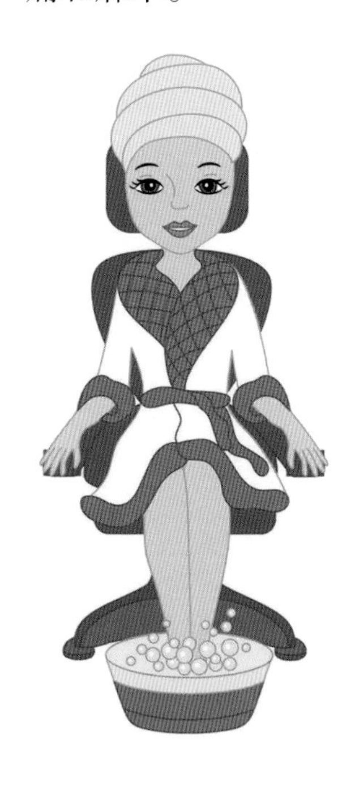

那么，在寒冷季节如何避免受凉，不让寒冷侵入我们的机体，维持好人体内环境的平衡，预防疼痛的发生。

为避免受寒建议：

1. 时刻都要有避免受凉的意识，重视对自身的保温。

2. 如果要在低温的环境中工作，首先要做好对寒冷的防护，如缩短工作时间，工作之前佩戴好防寒装备等。

3. 如果已经感受到寒冷，应马上采取保暖措施，不要存在侥幸心理。

4. 要重视身体已经出现的受寒信号，如皮肤出现“鸡皮疙瘩”、腹痛、腹泻等。

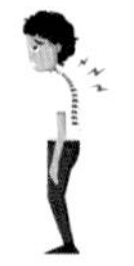

5. 尽量少熬夜，多晒太阳，适当增加运动。

6. 采用中医养生的方法来避免受凉，如每天睡前热水泡脚，服用红糖姜水等。

我们一定要提高寒冷导致或加重疼痛的认识，大多数导致疼痛的疾病都或多或少有寒冷诱发因素在里面（比如颈椎病、脉管炎）。驱寒保暖，顺应自然规律及节律的变化，也就减少或避免疼痛的发生。

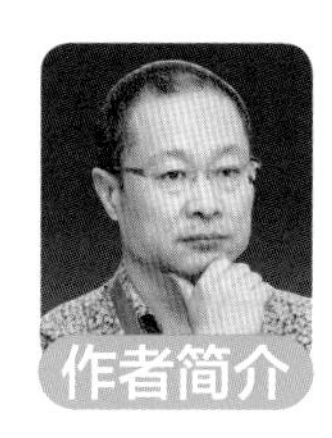

戈晓东，首都医科大学附属北京朝阳医院，疼痛科主任医师。

马拉松上瘾，
源于内啡肽旋风

马拉松运动越来越成为最受欢迎的全民健身运动项目之一，各地的马拉松跑道上人头攒动，熙熙攘攘。日本作家村上春树曾坦言，他25年来从未间断过长跑，一直热衷世界各地的马拉松赛事，不仅有25次跑完了马拉松全程，还有4次完成铁人三项赛。“我想每年跑一次马拉松。这已经成为我生活中一个非常重要的部分。”有数据佐证，长期坚持跑步的人常在运动后感到心情舒畅，对于这些人来说，如果有一天不去运动，人会变得无精打采，难免会走向另外一个极端——太爱运动甚至上瘾。

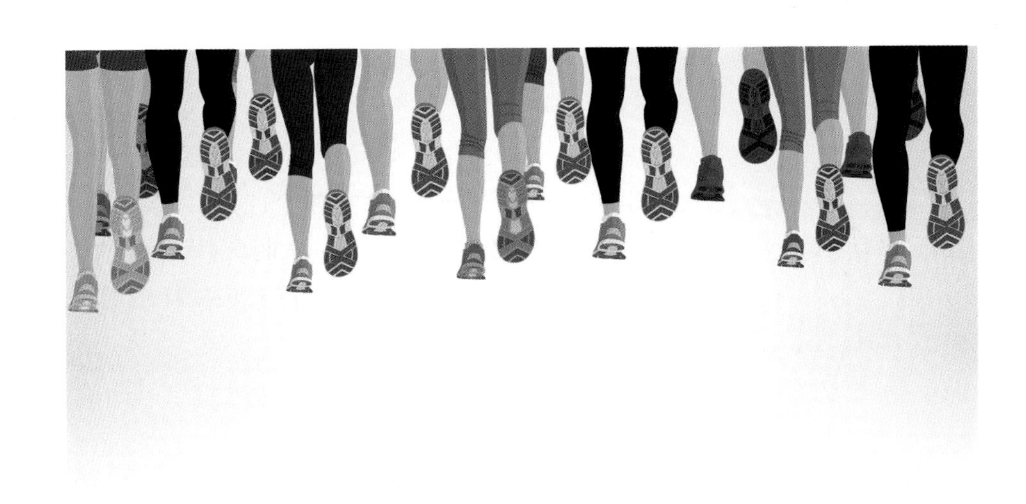

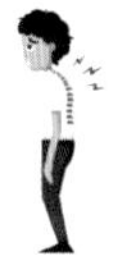

运动后为什么会心情舒畅

长跑的人都会体会到，在长跑的过程中，有一个奇妙的时间点。在那个点之前，人会感到非常疲惫，一旦越过了那个点，身体就又会充满了活力，感到振奋，这种情绪的转变我们称之为跑步者的愉悦感。

运动为什么会使人上瘾

人体内会产生一种名为“内啡肽”的物质，人心情的好坏，与大脑内分泌出来的内啡肽多少相关。运动可以刺激内啡肽的分泌，使内啡肽的分泌增多，在内腓肽的激发下，人的身心处于轻松愉悦的状态中。内啡肽因此也被称为“快乐激素”或者“年轻激素”，它能让人感到欢愉和满足，甚至可以帮助人排遣压力和不快。跑步者的愉悦感就是因为运动量达到某种程度时，体内分泌了许多内啡肽。

意大利学者早在 1980 年就指出，剧烈运动后体内的内啡肽水平会升至安静时的 8 倍。内啡肽具有很好的镇痛作用，我们常用的止痛药吗啡就是参照了内啡肽的作用机理，但吗啡的作用强度比内啡肽弱很多。1982 年波士顿马拉松比赛中，一位来自盐湖城的长跑运动员在跑了 11km 后发生了股骨骨折，然而他并没有感到疼痛，在跑完了 42km 后才疼痛难忍瘫倒在地。这位运动员之所以没被疼痛击倒，能带伤比赛，就是因为运动使他的身体分泌有镇痛作用的内啡肽。

很多人心情不好了就去跑步、游泳，之后再冲个澡，烦恼就少了很多，这就是内啡肽的作用。一旦养成了运动的习惯，如果突然停止就会觉得不舒服，其实是身体对“内啡肽”带来的欣快感产生了依赖。

内啡肽不仅是快乐源泉，还是记忆源泉

研究表明，人体分泌的内啡肽使人产生快乐的情绪，换言之，人的幸福感很大程度是脑中内啡肽浓度的外在表现。内啡肽有如此大的魔力，是因为它是一切快感的源泉，任何形式的快乐都可以换算成内啡肽当量。

如今，科学家能够很容易地测出内啡肽在大脑和脊髓中的数量和轨迹。内啡肽研究者罗杰·吉尔曼发现，人体产生内啡肽最多的区域以及内啡肽受体最集中的区域，同时是学习和记忆的相关区域，因此内啡肽可以提高学习成绩，加深记忆。

哪些运动可以产生内啡肽

尽管内啡肽是身体内部产生的，但并不是需要内啡肽时身体就会分泌的。不是所有运动都能刺激机体分泌内啡肽，内啡肽的分泌需要足够的运动强度和运动时间，例如慢跑、游泳、爬山之类的有氧运动至少要持续 30 分钟，内啡肽的水平才能升上去。此类运动还包括越野滑雪、长距离划船、骑自行车、举重、有氧运动舞或球类运动（例如篮球、足球）等。这也是现代医学治疗抑郁症的重要手段，通过运动使抑郁症患者自身生成可以自救的“快乐激素”，由内至外地快乐起来，一旦进入良性循环，抑郁情绪对身体的伤害也会逐渐消失。

此外，冥想、静坐、瑜伽等静态运动也会提高内啡肽的分泌量。这些“修行者”也被称为内啡肽体验者。在这种锻炼方式中，内在的欣快感是他们的“高峰体验”。另外，深呼吸也是分泌内啡

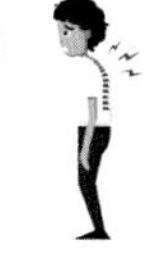

肽的条件。我们在紧张的时候，做一下深呼吸，就可以放松紧张情绪。

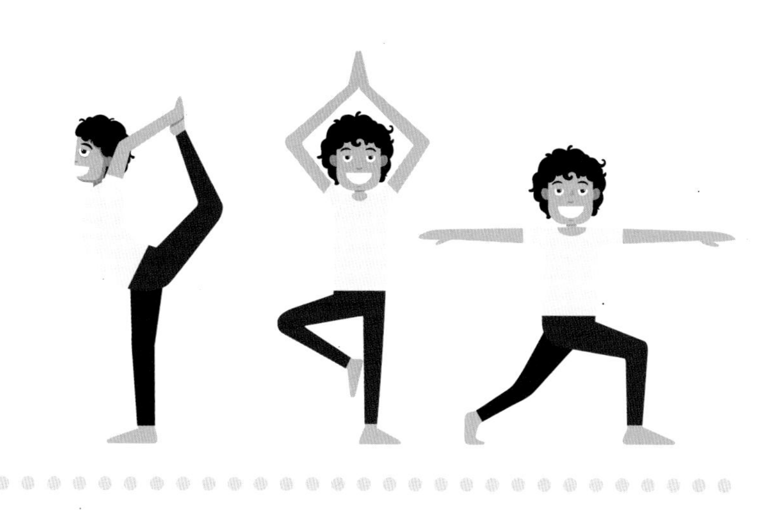

如果运动时疼痛怎么办

轻微的疼痛，休息以后可以缓解，这时可以不管它。如果疼痛程度较重，不要忽视疼痛，这时如果继续锻炼，可能会对关节和肌肉造成进一步损伤。

如果锻炼结束几个小时后仍感到非常疼痛，则可能是锻炼过度，需要降低活动水平。如果疼痛持续或变得严重，也可能是由于身体在运动中受伤，这时需要到医院就诊。

如果不能经常参加运动，也可以尝试其他方法来改善心情。冥想和按摩也能刺激体内内啡肽的分泌，帮助调节情绪。

小知识 一个人的精神状态是由体内一些化学物质决定的，比如，能使人产生快感的物质——内啡肽；当我们生气或遭到恐吓时分泌的“痛苦激素”——肾上腺素；会在临睡前和夜间分泌出来，使人昏昏欲睡，无精打采的激素——褪黑激素，但它在阳光下会遭到破坏，所以多晒晒太阳，可以保持高昂的情绪。

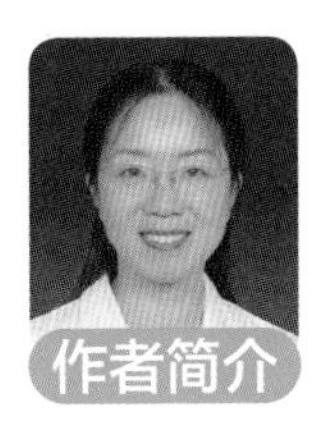
作者简介

任玉娥，河北医科大学第二医院，疼痛科副主任医师、硕士生导师，中华医学会疼痛学分会青年委员、河北省医学会疼痛学分会副主任委员。

乳胶床垫
真能改善腰背痛吗

近年来，中国游客出境旅游成为一种时尚，古语有云：读万卷书，行万里路，旅游能够起到放松身心、开阔眼界的作用，而购物也成为旅游过程中重要的一部分。去东南亚旅游少不了到当地的乳胶特产店逛一逛，或多或少会有一部分人会购买当地生产的乳胶制品。而这些乳胶制品中名气最大的，被当地推销热度和频率最高的应属乳胶床垫了。

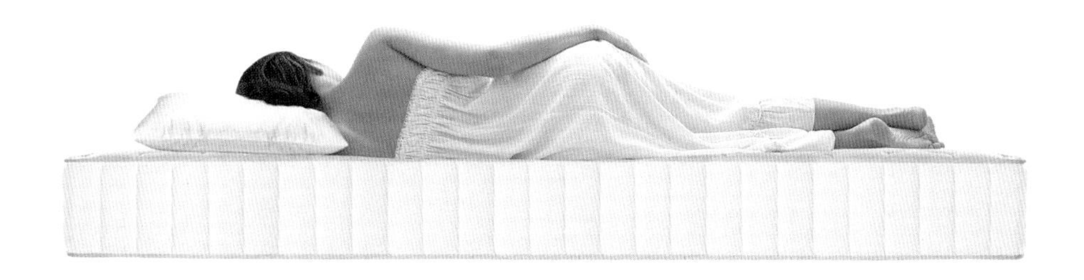

商家在推销乳胶床垫时，往往会宣称乳胶床垫能够促进身体健康，而应用最多的医学依据就脊柱的四个生理弯曲。因为乳胶具有弹性高的特点，身体躺到床垫上，会跟身体更加紧密地贴合，而推销员正是抓住这点来大力宣传他们的产品性能，声称使用乳胶床垫可以明显改善腰背痛。然而乳胶床垫真能像厂家宣传的那样改善腰背痛吗？

首先让我们来了解一下什么是腰背痛。

腰背痛是一种临床常见症状，相信很多人都有过腰背痛的经历。随着人们生活节奏加快，工作压力增大，日常生活中避免不了会有劳累过度的情况，腰背痛症状在这类人群中更是多见。据有关资料报道，几乎每个人的一生都会受到腰痛的困扰，在整个人群中80%～90%的人患过不同程度的腰背痛。导致腰背痛的常见原因都有哪些，让我们一探究竟。

脊柱的退行性改变

所谓的退行性改变就是老百姓常说的长骨刺。如椎间盘退变、小关节退变性骨关节炎、继发性椎管狭窄症、老年性骨质疏松症、退变性椎体滑脱及脊柱不稳等。脊柱退变是随年龄增长而出现的一种生理过程，人们在日常生活中可通过必要的措施减慢脊柱退变的进程，如戒烟、睡硬板床、保持正确的坐站姿势、适当锻炼、避免过度劳累以及预防骨质疏松等。

不正确的姿势

俗话说“站有站样，坐有坐样”，良好的形体能够凸显人的气质，同时，不正确的站姿和坐姿也能够导致腰背痛的出现。从小养成良好的坐姿和站姿对于身形的整体塑造至关重要。

精神因素

精神心理因素可导致腰背痛。相关研究显示：工作生活压力越大的人群越容易出现腰背痛，争强好胜的性格会使腰背痛更明显。因此，人们在面对压力时应保持乐观的心态，卸下包袱的同时，会发现疼痛缓解甚至消失了。

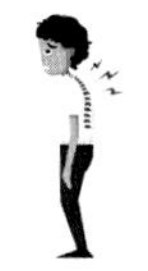

一个简单的腰背痛居然会有这些病因，而乳胶床垫缓解腰背痛的理论基础仅仅是从与身体的贴合度出发，显然是不科学的，且目前尚无具体的医学根据来支持乳胶床垫缓解腰背痛的说法。

乳胶床垫的确具备回弹性好、防螨抗菌等优点，但是有的消费者在使用过乳胶床垫后，腰背痛反而明显起来，这又是什么原因呢？乳胶床垫整体感觉偏软，不能提供足够的腰部支撑，对于很多习惯使用较硬床垫的消费者而言，腰部适应度的改变反而加重了腰背痛。

作为消费者来说不能盲从厂家的过度宣传，对于经济条件允许并且对乳胶床垫有需求的人群，推荐选择正规厂家生产的合格乳胶产品。市场上乳胶床垫的品牌琳琅满目，要学会如何辨别真假天然乳胶床垫，好的乳胶床垫接触人体的面积要比一般床垫接触人体面积多出不少，它可以分散人体重量的承受力，达到全方面支撑，可适度矫正不良睡姿给腰部造成的压力，促进舒适安稳地入睡。

所以，购买床垫的时候还是要仔细甄别，否则拿高价买了劣质产品，实在是不值得。

此外，腰背疼痛的患者如长期症状未见缓解，还真得去正规的医疗机构就诊，明确病因后才能“对症下药”，建议患者不要单纯依靠保健品和昂贵的理疗器械来治疗腰背痛，以免延误治疗时机。

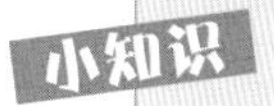

其他导致腰痛的原因有哪些

外伤性

急、慢性损伤：急性暴力作用于腰部，或因不良体位和姿势、搬运重物等引起慢性积累性损伤。错误的姿势可导致脊柱关节过早出现不可逆的退行性变，人们在日常生活中应注意纠正错误的站坐姿势，避免久坐上网和看电视，避免长时间开车，搬运重物时不要过度使用腰部力量。

先天发育异常

先天发育异常包括脊柱侧凸侧弯畸形、椎体发育不全、骶椎腰化或腰椎骶化以及脊柱裂等。对于这种先天性病变，必须通过医学手段干预才可以。

牵涉性疼痛

肾炎、肾结核、肾结石、前列腺炎和前列腺癌等泌尿系统疾病，附件炎、宫颈炎、盆腔炎等妇科疾病均可引起腰背部疼痛。此时应透过现象看本质，治疗原发疾病才是关键。

良恶性病变

骨与软组织肿瘤、骨髓或神经肿瘤及恶性肿瘤晚期发生的多发骨转移瘤等均可引起腰背部疼痛。既往有过恶性肿瘤病史的患者，出现腰背痛时应警惕肿瘤复发或转移的可能。

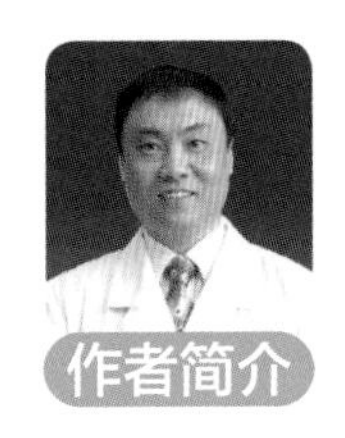
作者简介

张庚，河北省沧州市中心医院，疼痛科主任、医学博士、主任医师、教授，河北医科大学硕士生导师、河北省“三三三人才工程”第三层次人才、沧州市青年科技奖获得者。

防治颈椎病
如何选枕头

季通在《睡诀》中这样写道："睡侧而屈"，就是告诉我们，睡觉时应采取右侧卧位，上下肢半屈曲，这样可减少对心脏的压迫，也有利于胃肠的蠕动。人们在一天紧张的工作和学习之后，脑力和体力都处于高度疲惫状态，睡眠成为一种恢复精力和体力的最佳方式，好的睡眠质量能够让人充满活力，从而可以抵御各种疾病。

然而患有颈椎病的朋友，常常因自身病情入睡困难不能够熟睡，一方面因入睡姿势不正确，另一方面不懂如何选择合适的枕头，久而久之，颈椎病症状愈加严重。颈椎病患者如何选择合适的枕头，对控制病情进展，改善睡眠，提高工作效率等方面都大有益处。

现在市面上所流行的颈椎枕较多，但如若颈椎病患者没有正确选择颈椎枕，长此以往可能会加重颈椎病。患者应学会选择适合自身的颈椎枕，才能达到仰卧、侧卧均舒适的目的。目前人们使用最多的是荞麦枕和乳胶枕两类枕头，让我们来看看这两种枕头各有什么特点。

荞麦类枕头

荞麦具有芳香开窍、镇静安神、益智醒脑、调养脏腑和调阴阳等作用，荞麦经过特殊加工之后，作为枕芯装入枕中，睡觉时枕用达到闻香疗病的效果。由于荞麦壳独特的构造，荞麦枕具有透气性好、可塑性强、冬暖夏凉等优点。

选择荞麦枕注意

1. 一般来说枕高以 8 ~ 15cm 较为合适，具体尺寸还要因每个人的颈椎生理曲度而定。

2. 枕头的硬度要适中，一般荞麦皮、谷糠、蒲棒枕都是比较好的选择。

3. 枕头的长度正常情况下最好比肩膀要宽一些。不要睡太小的枕头，因为当你一翻身，枕头就无法支撑颈部，另外枕用过小的枕头还会降低睡眠时的安全感。

4. 枕芯要有柔软感和较好的透气性、防潮性以及吸湿性等。

乳胶类枕头

乳胶枕是市场上出现的新一代枕具，由于采用天然橡胶经“发泡”工艺一次成型而制成，这种材质的枕心不同于其他人工合成的泡沫、海绵类材料，无毒无味，对人体无不良影响。乳胶枕头具有良好的透气性和吸湿性，其凹凸形状和高弹性能够顺应身体轮廓，贴合人体脊椎曲线。而且乳胶一体的构造免除了细小纤维对人体的干扰，特别适合对纤维过敏者及气喘患者使用。由于材质因素，乳胶枕的价格较其他品种的枕头略贵。选择乳胶枕时，要注意市场上的乳胶枕鱼目混珠，一些人工合成的泡沫、海绵枕也被称之为“乳胶枕”，购买时应仔细甄别。

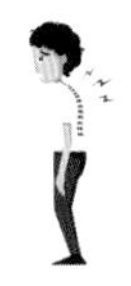

合适的颈椎枕应满足的条件

枕头高度适中

一个理想的枕头应是符合颈椎生理曲度要求的，质地柔软，透气性好，以中间低、两端高的元宝形为佳。这种造型的枕头才可以对头颈部起到相对制动与固定作用，减少了在睡眠中头颈部的异常活动。当仰卧于枕头上，枕头高度以枕中央受压状态下 8 ~ 10cm 为宜，或按公式计算：（肩宽 – 头宽）÷ 2，而枕的两端应比中央高出 10cm 左右，因为侧卧时，颈椎弯曲，增加枕两端高度可消除这一不良影响。

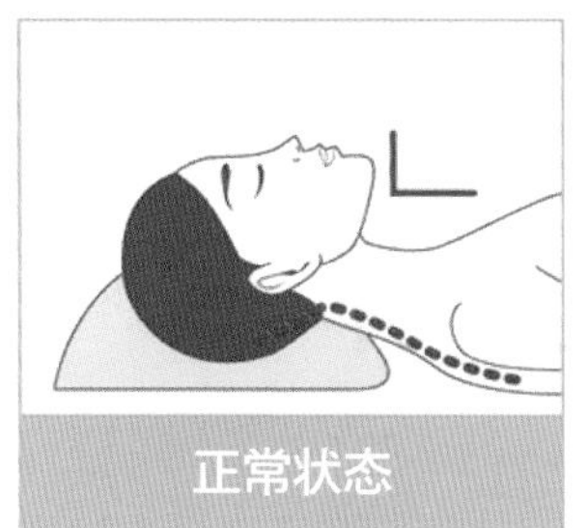

正常状态

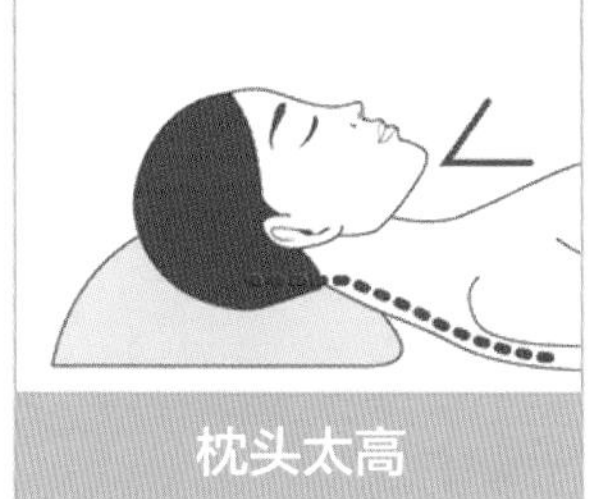

枕头太高

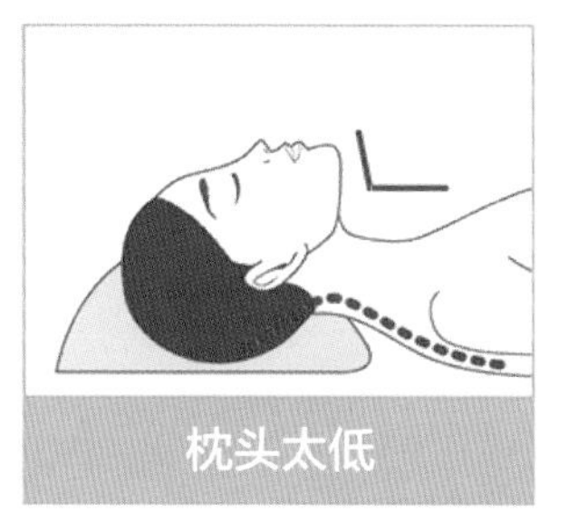

枕头太低

枕头过高导致头颈过度前屈，引起颈椎后方的肌群劳损，同时椎管后壁被拉紧，使得脊髓前移，并对脊髓造成压迫。久而久之，会加速颈椎的退行性变，椎间盘内压明显升高，易于诱发椎间盘退变与突（脱）出，易出现骨质增生改变、颈椎生理弯曲变浅，破坏了颈椎的自然生理形态和平衡，导致颈椎病的发生。反之，枕头过低则引起头颈过度后仰，前凸曲度加大，使椎体前方的肌肉和韧带过度紧张，长期会造成颈肩部肌肉出现疲劳，甚至引起慢性损伤，加速退行性变。

枕头材质舒适

颈椎枕的选购，取决于枕头的材质。我们可以用力按在颈椎枕的枕面上，快速松手。其回弹时间应该在 5 ~ 8 秒。回弹太快、太慢均不是合格的材质。回弹太快，枕芯过度柔软，不利于睡眠，而回弹太慢，枕芯材质太硬，达不到理想的舒适度。

枕头外形科学

颈椎枕的设计理念依照人体工程学的理念进行设计，当人们睡眠时，颈椎部位与枕头紧密的贴合，枕头对颈椎起到一个良好的支撑作用，而且颈椎部位又不会感觉到有压力，这就是颈椎枕的特点。在选择枕头时，如果有条件可以自己亲自体验一下。一款好的颈椎枕，在睡眠时枕头没有给颈肩部造成任何压力感，枕在上面，有一种像浮在水面上的感觉，很舒适，但又不会觉得颈椎处于悬空状态，可以有效地保护颈椎。

总之，挑选一个合适的枕头，在睡眠时使颈椎保持中立，中立即不仰、不屈、不侧偏，这样才能保证在睡觉时颈部的肌肉得到充分的放松。

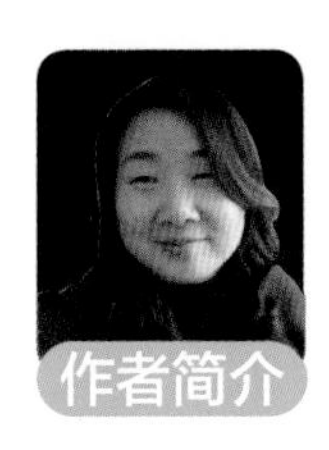
作者简介

胡泊，郑州大学附属郑州中心医院，疼痛科副主任医师。

胡乱转动脖子很危险

随着现代社会的不断发展，人们的生活和工作方式发生了巨大改变，白领一族逐渐成为城市生活的主流，他们或是长期低头伏案工作，或是长时间紧盯电脑屏幕，再加上经常低头看手机，不注意爱护颈部，很容易产生脖颈酸痛。

有些人觉得脖颈不舒服了，都会习惯性转一转或选择一圈一圈地摇脖子，甚至用甩响脖子的方法来缓解不适。但是专家提醒，颈椎结构复杂，这样胡乱转动颈椎有时不仅不能缓解疲劳，反而不利于其稳定，加重它的损伤，严重者会有头晕、恶心、疼痛等症状，甚至会有瘫痪的风险！为什么会有这么严重的后果？

颈椎负荷大

颈椎有 7 个椎体，位于头部、胸部之间，是脊柱椎骨中体积最小，但活动度最大、活动频率最高、负重较大、生理功能较复杂的脊柱，承受着各种负荷和劳损。最新资料显示，头部的重量一般为 4 ~ 5kg，当其从正中向前移动 3cm 时，颈椎要承受的压力就增加 2 ~ 3 倍，若向后移动 3cm，颈椎要承受的压力则增加 4 ~ 5 倍，相当于一个 5 ~ 6 岁的儿童体重。

因此，颈部大部分肌肉经常处于紧张劳累的状态，特别是对于长期低头工作或看手机、躺着看书等颈部长久单一不良姿势过多的人，久而久之，肌肉就会像老化的橡皮筋一样，弹性下降。而胡乱转动颈椎超过所能耐受的量，可使这些疲乏的肌肉功能不协调，加重其损伤，严重者肌纤维变性，甚而形成撕裂、纤维条索或粘连，造成颈部肌肉损伤，遗留长期慢性疼痛。

所谓的甩响脖子，实际上是颈部小关节轻度移动产生的弹响，如果经常使小关节移动，容易产生局部关节松动和不稳，时间长后易引起颈椎不稳、关节错位及骨质增生，容易诱发颈椎病。

椎间盘易受损

颈椎共有 6 个椎间盘，颈椎间盘大部分无血液供养，仅靠渗透输送养分，所以椎间盘的疲劳容纳度很小。实验研究显示，颈椎前屈位的轴心压力反复 1000 余次，即可引起椎间盘破裂。

其次，椎间盘会随年龄增加而出现髓核水分减少，纤维网和黏液样基质逐渐为纤维组织和软骨组织所替代，变为纤维软骨性实体而发生椎间盘退变现象。据最新研究发现，人体从 30 岁就开始椎间盘变性，50 岁以后，椎间盘的退变就越来越明显了，70 岁以后几乎达到 100%。

椎间盘退变后，对于各种急性或慢性外力的抵抗能力减弱，其后方的纤维环就容易发生破裂。如果此时突然做转头、甩头等动作，可导致髓核的压力不均匀地增高，纤维环破裂，发生颈椎间盘突出症。

血管功能下降

颈椎是连接我们的大脑和身体的重要部位，上面分布着很多血管，结构相当复杂。其中，有两条非常重要的血管，叫做椎动脉，

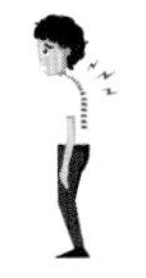

由颈椎的横突孔穿入而过，脑组织内后40%的血液需求都由它供应的。如果猛然转头或回头的话，可能会让椎动脉受到牵拉、扭曲、变细，导致血液中的氧气和养分不能完全地输送到大脑，会直接导致脑部组织损伤。

由此造成的脑组织损伤可能在老年人或有“三高”（高血脂、高血压、高血糖）的人身上风险更高，有研究显示，90%的60岁以上人群都有颈部血管斑块，随着人体血管老化、粥样硬化加剧，斑块会层层加厚，这些人本身就容易出现头晕、头痛和记忆力减退等症状，在这基础上猛烈转动脖子或回头，会导致颈部血管受压变细，脑血流减少，诱发脑供血不足，轻则导致头晕、恶心，重则晕厥。

除此之外，有常年吸烟饮酒史、暴饮暴食、不太运动的人也要注意，因为这些人的颈部血管壁上很可能有一些粥样硬化斑块，如果胡乱转动头部可导致斑块破裂或血栓脱落，导致椎动脉损伤、脑供血不足以及诱发脑中风发作等严重后果。

神经易压迫

颈椎的后方为椎管，分布着人体最重要的神经组织——脊髓，一般来说，椎管的空间足够去容纳脊髓，但颈椎椎管的前后距离从上到下逐渐减小，最窄处为第5～6颈椎，而此处又恰为脊髓颈膨大所在。因此，胡乱转动头部极易出现脊髓受压而出现症状。

此外，在某些情况下，脊髓在椎管内缓冲间隙会进一步缩小，分为先天因素和后天因素，先天因素主要包括先天性椎管狭窄、先天性椎体融合、颈肋和第7颈椎横突肥大等；后天因素主要为慢性劳损导致的颈椎骨质增生、关节不稳以及韧带钙化等造成的椎管狭窄。

所以，当你不知道自己是什么情况时，脖子转一圈或胡乱晃动，会引起颈椎管的管径变小而使脊髓受到挤压，轻者出现上肢疼痛、麻木，严重者导致行走不稳、瘫痪等后果。

当然，一般颈椎转动也不会导致严重的后果，但平时不建议任意进行用力后仰、前俯、左右侧弯，甚至扭转整个头部等胡乱转动颈椎的动作，以免导致不适产生。如果确实需要锻炼，应该到医院进行检查，确认没有明显的颈椎器质性改变后，在有专业医生指导下，做一些简单、局部的肌肉放松动作。

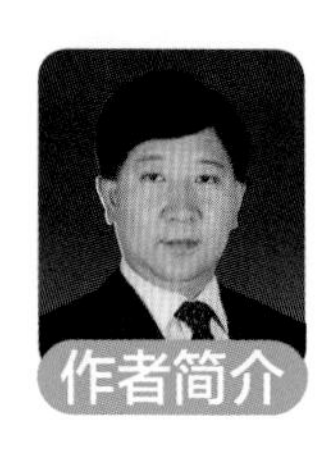
作者简介

孙涛，山东省立医院，疼痛科主任、医学博士、主任医师、山东大学教授、博士生导师。

上班族
颈椎病和鼠标手的防治

如今，上班族日常对着电脑工作已成为常态，往往在电脑屏幕前一坐就是几个小时，甚至十几个小时，而由于颈部长时间固定不活动，肌肉紧张发僵，容易使颈椎生理曲度改变，发展成颈椎病。另外，频繁使用鼠标，长期保持固定姿势，手腕各个关节处于静止状态，局部血液循环差，导致静止损伤，形成鼠标手的症状，如腱鞘炎、腕管综合征。颈椎病和鼠标手可以说是上班族最易罹患的职业病。

上班族患颈椎病和鼠标手的具体原因是什么

颈椎病　由于办公桌椅的高度不合适或长期养成的坏习惯，如上班族的坐姿经常是弯腰弓背，头往前伸，脑袋向上抬，这种长期不正确姿势导致颈椎不稳定、小关节增生，生理曲度变直，最终颈椎肌肉僵硬、神经受压发炎。上班族所患的颈椎病多为颈型颈椎病，表现为颈肩部疼痛、头痛、头晕、恶心、眼睛胀涩等。

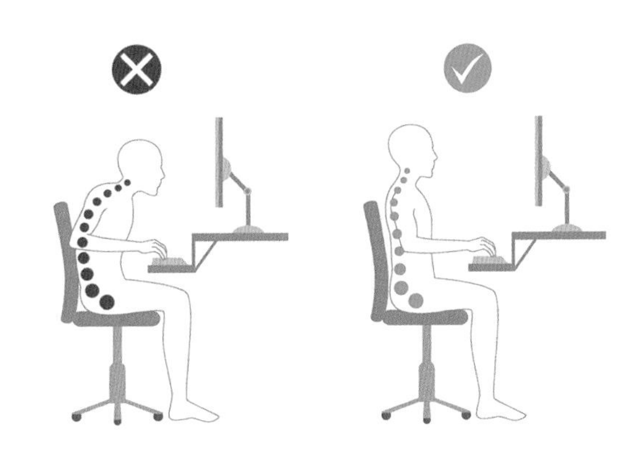

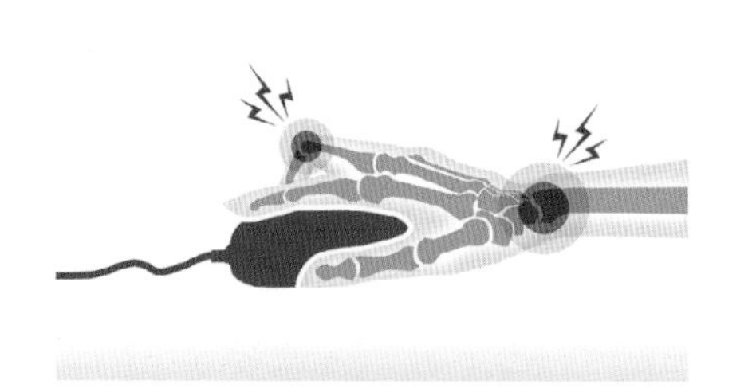

鼠标手 由于每天重复着在键盘上打字和移动鼠标，导致手腕部处于疲劳的状态，造成局部缺血缺氧，正中神经受压，示指、中指和无名指麻木、疼痛。白天工作后夜间症状加剧，严重者睡眠受到影响，局部性疼痛可放射至肘部、肩部，导致临床上出现的一些疾病，如腕管综合征、桡骨茎突腱鞘炎。

上班族应该如何避免颈椎病和鼠标手

1. 显示器不要过高或过低，需与眼睛保持同一水平面或略低于眼睛。调节屏幕距离眼睛的距离、角度和高低。视距保持 50 ~ 70cm，电脑屏幕上显示的第一排字最好是平视视线下大约 3cm 的地方，即平视向下 15° ~ 20°。

2. 肘部不要低于桌面。肘角呈 90° 敲打键盘和使用鼠标，肘部及腕部要有扶手或鼠标托支撑，避免悬空过久带来的颈肩部及腕部疼痛。建议使用较大的鼠标。

3. 键盘不要放在离手太远的地方，肘与两肩保持水平。

4. 座椅不要太低，不要压迫到膝盖以下部位。

5. 使用电脑时不要屈膝把脚放在座椅下，最好将整个脚平放在地面上。

6. 除大家都以为正确的 90° 正襟危坐外，还有没有别的良好坐姿呢？美国、英国和加拿大的专家通过研究发现，对于需要长期保持坐姿的人来说，背部与地板呈 135° 是最理想的角度，这个角度不但使身体可以自然放松而且对脊椎的压力可以减少到最小。如果在用电脑时无法完成这个姿势，可以让腰、背及臀部完全靠在椅子靠背上，为避免上身向前倾，尽量把椅子靠近书桌。

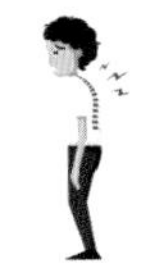

7. 空调不能对着颈肩部吹，可以准备一件带领的外套，注意颈肩部的保暖。

如果出现了颈椎病或鼠标手，95% 的患者可通过药物和理疗得到改善，只有极少数人需要手术治疗。不严重的颈椎病可以使用颈托，还可以用热毛巾热敷颈部，都有助于缓解疼痛不适。鼠标手患者一定要减少手部运动，注意工作时保持正确姿势，避免关节的过度劳损，更严格的制动需要戴上护腕，限制拇指和手腕的活动，使发生腱鞘炎的部位得到休息，减少疼痛的发生。如果休息一周后还不缓解，可以采用局部神经阻滞和理疗如冲击波、红外偏振光等治疗方法。

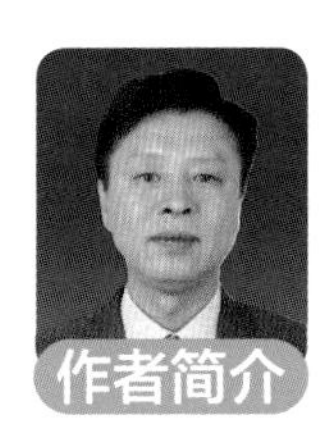

朱喜春，河北省人民医院，疼痛科主任，河北省冲击波医学学会会长、河北省药学会疼痛药学专业委员会主任委员、河北省医学会疼痛学分会副主任委员。

膝关节
要省着用

刘大妈因为双膝关节疼痛来到疼痛科就诊，原来她在刚刚过去的黄金周假期参加了单位组织的退休人员游香山活动，高兴之余多爬了几段山路，回家后就感到双膝疼痛，尤其是上下楼梯时疼痛最明显。膝关节 X 线片检查可以见到骨质增生、关节间隙变窄。刘大妈这是患上了典型的膝骨性关节炎。那为什么之前没有疼痛?

冰冻三尺非一日之寒。其实在这次疼痛发作之前她的膝关节已经发生退变了，只不过还没有发生疼痛。这次爬山的过程加重了膝关节的磨损，成为疼痛的导火索。

为什么会有膝关节疼痛

膝关节疾病在中老年朋友中非常多见。年龄是发生膝骨性关节炎的一个重要因素。这是因为膝关节的活动度大，而且需要支撑人体的整个重量，随着年龄的增长，膝关节逐渐退变，之前的磨损逐渐累积，因此容易发生膝骨性关节炎。当然还有其他因素也会导致膝骨性关节炎，比如肥胖、创伤等。体重增加时，作用在膝关节上的压力明显增加，膝关节受过创伤后关节内受力不均匀，这些都容

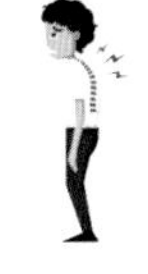

易加速膝关节的损伤。膝关节周围的肌肉力量不足、肌肉过度紧张或者肌肉损伤，也会导致膝关节受力不均匀，加速磨损。

为什么女性更容易有膝关节疼痛

因为膝关节炎来就诊的女性要远远多于男性，而住院接受人工膝关节置换手术的患者中 90% 也是女性。为什么膝关节炎单单青睐女性呢?

原因有很多，女性和男性身体结构的不同是最重要的原因。一般来讲男性的肌肉力量大于女性，这一点很容易理解。肌肉和韧带的力量对膝关节有很大的辅助作用，辅助力量差的话膝关节本身的磨损自然更加严重。另外女性的雌激素水平在绝经后会骤然下降，这时骨骼内的钙大量流失，相应的膝关节也迅速退变。

从生理特征上讲，女性上厕所时多数情况下都是蹲式，可以想象比男性要多很多次蹲起的动作。而人从全蹲到站立的过程中，膝关节从完全屈曲到完全伸直，不仅角度变化大，膝关节承受的压力变化也大，这样日积月累的磨损不能小视。

此外，女性经常穿着高跟鞋，穿高跟鞋可以给女性增添气质，但也给膝关节带来了潜在危害。长时间穿高跟鞋会使膝关节承受超负荷的压力，而且关节受力不均匀会加速膝关节的磨损。穿着高跟鞋且经常上楼梯的女性，膝关节负荷的压力是体重的 3 倍；穿着高跟鞋下楼梯时，膝关节负荷的压力更可增加 7 ~ 9 倍，可见高跟鞋对身体健康的危害。因此建议女性朋友穿着高跟鞋时尽量避免蹲、跪或爬楼梯等动作，也不要选择对膝关节冲击力较大的活动。平底鞋或低跟鞋更有助于保护膝部软骨，是最理想的选择。

另外，虽然膝关节炎多见于中老年女性，但是年轻女性也不能掉以轻心。许多年轻女性为了美丽、时尚，经常在寒冷的天气里穿着单薄衣服和短裙。这样会使膝关节暴露在寒冷中，时间一长会造成膝关节周围组织的痉挛、缺血，诱发膝关节炎的发生。

女性朋友们了解这些患膝关节炎的危险因素后，在日常生活中可以有意识地避免一些损害膝关节的动作和生活习惯，保护好自己的膝关节也就是在保护好自己的健康和生活质量。

膝关节如何省着用

中老年人是膝骨性关节炎的高危人群，所以要爱“膝”。要尽量避免以下不良因素。

爬山、上下楼梯 爬山或上下楼梯时，膝关节的负担明显增加，这个过程中膝关节反复屈伸非常容易磨损关节软骨，关节软骨相当于关节骨头之间的缓冲垫，缓冲垫被磨损后下一步受影响的就是骨头。而且爬山或上下楼梯容易造成膝关节周围肌肉损伤，对关节的支撑和保护作用进一步下降，容易加重膝关节疼痛。

在不平坦的路上行走 有人习惯走鹅卵石路，这不利于保护膝关节。路面不平整时，膝关节负担加重，人体需要频繁调整身体肌肉力量适应路面，尤其是膝关节周围的肌肉，肌肉疲劳损伤后加重膝关节疼痛。

反复蹲起 反复蹲起时膝关节会有很大幅度的活动，频繁活动容易造成关节损伤。

负重或体重过大 提重物时膝关节的负担明显增加，所以我们如果去超市购物较多时，尽量使用购物车，不要全部手提。同样的道理，肥胖的人群膝关节受力很大，减轻体重可以明显减轻膝关节负荷。

穿高跟鞋 不建议穿鞋跟超过 5cm 的高跟鞋。

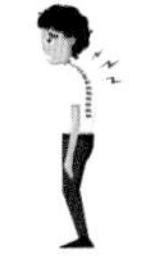

为了便于记忆，可以记住口诀：

多坐电梯少爬楼；多走平地少爬坡；

多用推车少负重；多减体重少肥胖。

膝关节疼痛如何锻炼

经常会有患者认为，膝关节疼痛应尽量不活动，少走路。这个观点也是不对的。如果不锻炼，一方面体重会增加，反而加重膝关节的负重。另一方面，长时间不活动，膝关节周围肌肉力量下降，对膝关节保护和支持不足，也会加重膝关节磨损。

适合膝关节疼痛患者的锻炼方法：

游泳 游泳是非负重运动，不增加膝关节的负担，所以适合膝关节疼痛的患者。

骑车 可以骑自行车或三轮车，车座高度的标准是骑车时脚能踩到地面。但是有髌骨软化或者髌股关节炎的患者应避免骑车。

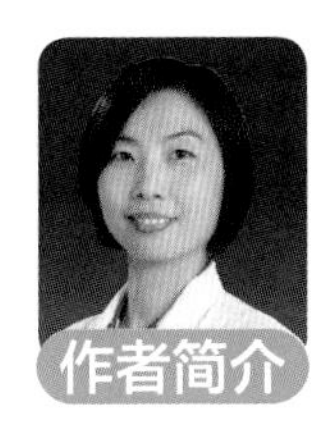

李君，北京大学人民医院，疼痛医学科副主任医师、医学博士。

给老化的关节加点"润滑油"

关节是很脆弱的，与皱纹和白发一样，关节退变也是一个人衰老的征兆。关节虽小，却用处极大，无论是身体的扭动还是支撑身体都少不了它。现代的生活环境和生活节奏正在加速人体器官衰老，关节衰老也在悄然发生。不少人正值青壮年，关节却提前退休，"咯咯"作响的同时还伴有剧烈的疼痛，是时候为你的劳模关节加点润滑油了。

先回答以下问题，判断你的关节是否已经受损老化。

1. 你的手指或脚趾关节疼痛吗?
2. 你是否整天坐着?
3. 你的直系亲属中有人患关节炎吗?
4. 开车时扭头侧看盲点时感到困难吗?
5. 做过关节手术吗?
6. 有多少关节出现变性或肿胀?
7. 后背或脖颈僵硬或疼痛吗?
8. 阴冷或潮湿天气感到关节疼痛吗?
9. 你的两只胳膊能直接伸展高过头顶吗?
10. 购物时拎不太重的东西感觉肩颈疼吗?

如果有上述情况的出现，那么是时候保护一下你的关节了。

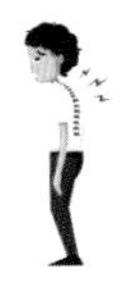

关节最怕五件事——“怕老、怕胖、怕伤、怕勤、怕冷”

后四项我们可以通过控制体重、加强安全措施、多休息以及保暖等方式避免关节受损，唯独老化是无法避免的。随着年龄增长，软骨营养供应不足，骨骼中无机物增多，骨骼的弹力与韧性减低，容易导致关节软骨和骨的退行性病变。此外老化关节的间隙中滑液组织、关节囊发生性质改变，其中滑液组织黏性和弹性都降低。因此，如何减慢关节老化，有效地保养我们的关节迫在眉睫。

人体的八大“劳模关节”（颈椎关节、肩关节、肘关节、腕关节、手关节、髋关节、膝关节以及踝关节），你的运动全靠它们的协调支持。一旦关节衰老，你就要开始经受漫长的慢性疼痛。趁为时未晚，采取多种措施减少对关节的损害，减慢关节老化的速度，认真学习身体八大关节的具体保护和保养方法。

颈椎关节

颈椎是脊椎最上面的 7 块椎骨，很灵活，可一旦受损伤，就会变得非常僵硬。在我们看电脑、熨衣服的时候，都会让身体向前弯曲，给椎间盘造成压力，进而加重颈椎关节僵硬，所以办公时最好不要长时间低着头。

保养方法：将下巴尽量下压贴近胸部，然后抬头看天花板。动作缓慢，连做 5 次，再同样缓慢地将头部左右下压 10 次，有利于锻炼颈椎关节。

肩关节

肩膀平时不会承受重量，因此肩关节磨损的概率较小，最大的危险来自运动损伤。当肩关节出现问题时，起初的症状为洗头等动作发生困难，随之而来的症状就是肩膀疼痛、僵硬。

保养方法：双手举过头顶拉伸，可提高肩部灵活度，走路时摆臂也有很大帮助。为防止弓腰驼背增加肩关节磨损，每天可将肩部大幅度向后转动 10 次。

肘关节

举重物会导致肘关节损伤，做伸臂和旋转这样的动作，也会拉伤肘关节附近的韧带。“网球肘”或“高尔夫肘”都是因反复用力做肘部运动造成的。

保养方法：使用电脑时，鼠标最好离身体近点，以免拉伸肘关节韧带。每天做弯曲伸直手臂的动作 10 次，可以让肘关节周围的肌腱和韧带保持柔软。避免经常抓举过重物体以及反复快速伸臂旋转动作。

腕关节和手关节

手指的关节比腕关节更容易发生磨损，尤其是那些长时间做手工活的人，比如织毛衣的女性常常会觉得大拇指根部疼痛。

保养方法：最好不要让手长时间保持同一姿势，经常做做抓握动作，或者一手握拳，另一手抱住拳头，左右上下活动手腕。活动越多样化，对腕关节和手关节的保护越有利。

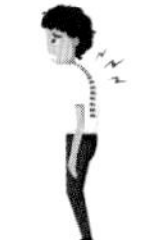

髋关节

走路或站立时，髋关节承受整个上身的重量，它是所有承重关节中活动幅度最大、磨损最厉害的关节。一般人到 45 岁以上，男女都会出现不同程度的髋关节问题。要护好髋关节，增强髋关节周边的肌肉、韧带和肌腱力量非常重要。

保养方法：建议选择瑜伽、普拉提、游泳和骑车等冲击性小的活动。跑步前要充分热身，让关节充分活动后，再开始锻炼。运动时最好选橡胶底的鞋，它比皮底鞋减震效果更好，有利于保护髋关节。日常生活中，每天向后甩腿 10 次，或者经常左右摇摆，可以锻炼髋关节。

膝关节

在全身关节中，膝关节是第二易磨损的关节。要护好膝关节，必须让自己的双腿肌肉更强健，如果腿部肌肉没力气，跑步或走路时，膝关节就会反复受到冲击，导致软骨磨损。

保养方法：运动前充分热身，尤其是平时不爱运动的人，偶尔运动时易因动作过猛、急速扭转损伤膝关节。减肥也可缓解体重对膝关节的压力。平时多做抬腿运动，捡重物时则要避免靠膝部支撑。

踝关节

走路或跑步时，踝关节最先受到冲击。爱穿平底鞋的女性、弓形足和扁平足的人容易得踝关节炎。

保养方法：鞋子的最佳鞋跟高度为 1.3 ~ 3.8cm，尽量不要长期穿平底鞋和“人”字拖。可做踝关节操锻炼，保持坐姿，脚尖上下运动 10 次，然后再顺时针和逆时针转动脚尖，早晚各做一次。

有研究数据显示，我国约有 1.2 亿人患有骨关节炎，几乎每 10 人中就有一个。每年 10 月 12 日是世界关节炎日，除了平时注意掌握关节的保护方法外，在饮食上也应多食用一些有益于关节保养的食物。

多吃谷物：丰富的膳食纤维可减轻炎症，缓解疼痛。早餐吃全麦面包、煮饭时加把杂粮、用粗粮饼干当做零食等，可以轻松补充谷物所含的营养物质。

补充海鱼：omega-3 不饱和脂肪酸有益于关节腔内润滑液的形成。鲑鱼、金枪鱼等深海鱼，以及核桃、大豆、油菜、甘蓝、菠菜等富含该物质。

喝点酸奶：一些非甾体消炎药可造成胃肠伤害，吃香蕉、喝酸奶可在保护胃肠黏膜的同时，促进药物吸收。

补充蔬果：每日食用足够新鲜蔬果，有利于维持身体内环境的稳态，从而增强体质、强化骨骼。

控制糖盐：精加工食品、糖和脂肪含量高的食物有引起关节炎症发作的可能。选购食品前最好看一下标签，少选糖、钠、反式脂肪酸和防腐剂含量高的食物。

远离烟酒：烟酒会影响药物的疗效，还会损害肝脏和胃肠道，甚至诱发股骨头坏死，是关节的潜在“杀手”。所以远离烟酒就是在靠近健康。

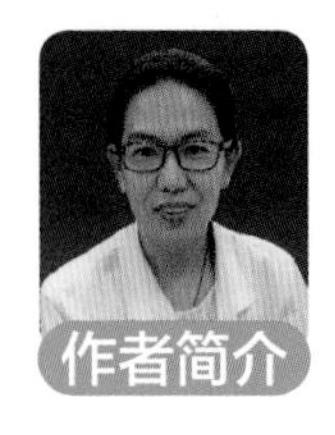
作者简介

刘红梅，唐山工人医院主任医师、华北理工大学研究生导师。

神奇的
止痛食物

大家知道临床有许多镇痛药物来源于自然界，其实在我们日常生活中也有不少食物同样具有镇痛作用。所谓食药同源，生姜、咖喱（姜黄）不仅是调料，还是止痛良药。食物对抗病痛并非主观臆断，而是许多医学著名研究中心经过志愿者试验后得出的科学结论。食物抗痛主要有 4 种方式：减轻受伤部位的受损程度，降低身体的发炎反应，对疼痛神经本身止痛，作用于大脑减轻对疼痛敏感性。那么，哪些食物具有镇痛功效呢？

鱼类

三文鱼　三文鱼因其鳞小刺少，肉质紧密、细嫩，口感爽滑，味道鲜美而享有“水中珍品”的美誉。它富含 omega-3 脂肪酸和维生素 D。omega-3 可以缓解血管炎症、安抚神经、缓解疼痛；维生素 D 可以对抗慢性疼痛及日常多种身体不适，帮助钙质吸收；三文鱼中丰富的蛋白质，可提高免疫力，预防脑卒中、老年痴呆以及视力下降等病症。所以如果正在罹患慢性病或导致疼痛类的疾病，每周吃 2 ~ 3 次三文鱼是不错的选择。可以尝试将其做成刺身、鱼骨汤、鱼骨粥等。

金枪鱼、鲭鱼、沙丁鱼　这三种鱼同样含有可消炎的 omega-3 脂肪酸，可以缓解背痛、颈部疼痛以及偏头痛等。

橄榄油

橄榄油富含抗氧化物质——多酚，可抑制疼痛，被冠以“液体黄金”的美名。而且橄榄油中含有丰富的不饱和脂肪，可以增强骨骼强度，预防相关疾病。

粗粮

大量医学研究证明，体内 5- 羟色胺水平降低与焦虑、抑郁的发生密切相关，5- 羟色胺有助于睡眠，从而减轻疼痛感觉，所以选择性 5- 羟色胺重吸收抑制剂（SSRI）是近年来广泛使用的抗抑郁药物，常常作为慢性疼痛疾病的协同用药。谷物和豆类都富含色氨酸，色氨酸能够在大脑内代谢出 5- 羟色胺。另外，谷物富含镁元素，镁可有效地缩短体内各种疼痛肆虐的时长，缓解肌肉疼痛。

饮品

咖啡　咖啡因作为抑制性神经递质，通过阻断疼痛讯号的传导进而减少疼痛感，所以许多止痛药中都复合一些咖啡因来增加疗效。咖啡能提神醒脑，使扩张的血管收缩，达到止痛的目的，因而咖啡对头痛有一定的舒缓作用。每天一杯，不可过量，否则会影响钙质的吸收，尤其是更年期妇女，如果过量饮用咖啡，会导致骨质疏松。

酸奶　酸奶由牛奶发酵而成，不但保留牛奶的营养，还含有益菌，每天一到两杯的酸奶可缓解肠激惹导致的腹痛，减轻胀气、炎症。

红酒　红葡萄皮中含有白藜芦醇，可以缓解由间盘组织肿胀引起的背部疼痛。红酒散寒祛湿，活血通经，温阳补血，缓急止痛。

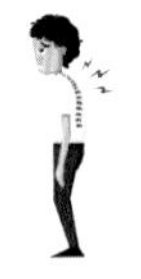

红酒炖苹果可缓解寒湿凝滞所致的痛经。餐厅里的红酒雪梨更是受到女性朋友们的追捧。

水果

莓类　草莓含有极为丰富的维生素 C，可缓解关节磨损症状，促进骨胶原合成，起到修复骨骼和软骨的功效。

樱桃　味甘、性温，具有养颜、止痛、祛湿驱风的功效。樱桃具有较好的抗炎效果，又因其富含铁及维生素 A，所以又能起到补血、防治麻疹、祛风胜湿、杀虫的作用。

无花果　味甘、无毒、健脾清肠、消肿解毒，故能治疗肠炎、喉痛，又可抗肿瘤，预防高血压、冠心病以及糖尿病，增加抗病能力。

调料类

生姜　味香辛，舒缓疼痛，辅助治疗关节炎。生姜杀菌消毒、祛风散寒、暖胃止逆，常用于防治晕车船、恶心呕逆以及头痛。生姜大枣汤发汗，防治感冒。姜汤泡脚缓解足部疲劳。生姜红糖水常用于痛经的防治。生姜外用发赤，促进血液循环，改善怕冷、冻伤以及血管性头痛。

咖喱　咖喱的主要成分是姜黄。姜黄能降低老年痴呆的发生风险，抑制肿瘤生长。行气破瘀，通经止痛。对痛经、血瘀闭经有显著疗效。咖喱鸡块、咖喱米饭既味道鲜美，又能起到食疗的作用，不妨多吃点！

辣椒　辛温、散寒除湿、抗菌、治便秘、开胃消食以及镇痛。辣椒中的辣椒素，可阻止疼痛信息传至中枢神经系统，减轻疼痛程度，能控制头痛、神经痛、骨关节炎及类风湿等引起的疼痛。辣椒中还有一种有效成分——柳酸盐，是天然的阿司匹林。

蔬菜

大葱 大葱与洋葱一样含烯丙基硫醚，可刺激胃液分泌，增进食欲。还具有发汗抑菌、促进血液循环、降低胆固醇、壮阳补阴以及预防癌症的功效。

洋葱 抗氧化、降脂、活血，其汁液可镇牙痛。洋葱还可抗血小板凝聚，减少外周血管的阻力和血液的黏稠度。洋葱和大葱均可生吃，还可有蘸酱、小炒、拌馅以及做比萨饼辅料等多种吃法。

毛豆 毛豆配啤酒是夏天大排档的标配。每天摄入 40g 的豆类蛋白，可缓解骨关节疼痛。但过犹不及，过量的饮酒及食用毛豆，要警惕痛风的发生。

茄子 味甘、性寒凉。清热止血，消肿止痛。可抗衰老，稳定血中胆固醇数值，保护血管，预防高血压、冠心病、动脉硬化以及坏血病，促进伤口愈合。不要去皮儿，忌生吃。推荐食用方法，如烧、焖、蒸、炸、拌等，如鱼香茄子、炸茄盒、凉拌茄泥等。

食物虽然不像药物一样服用后会有立竿见影的效果。但食疗带来的镇痛效果是安全、舒适且有一定效果的。如果正在遭受着慢性疼痛的折磨，不妨在饮食上花费点心思，在保证营养、提高食欲的同时，增加镇痛的效果。

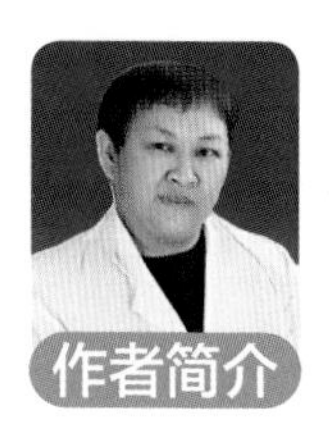
作者简介

刘瑞萍，邢台市中医院，副主任医师。

骨质疏松
巧饮食

骨质疏松是老年人最常见的一种疾病，也是对劳动能力和生活质量破坏性最强的一种疾病。随着我国步入老龄化社会，骨质疏松患病率也在急剧增加，最新统计结果显示，我国骨质疏松患者已达到 9000 万，60 岁以上人群的患病率达到 56%，我国已经成为世界上骨质疏松患病人数最多的国家，预计到 2050 年，该患病人数将增至 2 亿。

摄入充足的营养对骨骼的发育和维护至关重要，钙摄入不足与骨质疏松的发生和发展有着密切的关系，我国老年人膳食来源的钙达不到推荐量的一半，长期的钙缺乏导致了骨质疏松发病率的不断增长。因此，骨质疏松发生以后，日常饮食中钙的补充就显得尤为重要。

骨头汤补钙靠谱吗

提到补钙，很多人第一反应就是喝骨头汤，甚至还有“食醋炖骨头”等改良方法。这源于人们对“钙”的认识——人体约 99% 的钙存在于骨骼和牙齿中，因此，动物骨头是钙的最直接来源。

需要提醒的是，骨头里面的钙不会轻易溶出来，实验证明，用高压锅炖煮棒骨 2 小时之后，骨髓里面的脂肪纷纷浮出水面，但汤里面的钙含量仍是微乎其微，仅有 1.1mg/100ml，即便是加入食醋，也只有4.3mg/100ml，是牛奶中含钙量（104mg/100ml）的1/24。骨头汤根本不可能起到补钙的效果。

补钙食物知多少

牛奶是公认的补钙食品，奶类不仅含钙量高，而且钙磷比例较为合适，其中的维生素D、乳糖、氨基酸等都是促进钙吸收的因子，因此牛奶中的钙吸收利用率高，是膳食优质钙的主要来源。不管牛奶，还是酸奶、奶粉、奶酪，都是不错的选择。老年人应该保证每天摄入200g鲜（纯）牛奶和无糖酸奶100g（凑足相当于300g液态奶的量，提供约300mg的钙）。如果没有鲜（纯）牛奶，200g牛奶也可替换成30g奶粉，100g酸奶可以替换成20g奶酪。当然，老年朋友可以选择多样化液态奶或奶制品。

鱼虾类也是优质钙类来源，比如泥鳅、沙丁鱼、虾皮、海米、螺、鲍鱼、蟹肉等，每周吃250～500g新鲜的海产品，平时做汤或馅料时放点儿虾皮海米，都是很好的补钙途径。

豆制品也是优质的钙来源，如豆干（钙含量308mg/100g）、豆腐（钙含量164mg/100g）都含钙量丰富，每天可选择摄入50～100g。但用豆浆（钙含量10mg/100g）来补钙，就不太推荐。

蔬菜中也有一些高钙（低草酸）蔬菜，比如苜蓿、紫皮洋葱、荠菜、苋菜等，每天选择食用50g左右即可提供约500mg的钙。

钙吸收的“促进因子”与“干扰因子”

促进因子：顾名思义，即促进钙吸收的因素。

维生素D　被称为钙的“伴侣”，维生素D主要是可以通过紫外线照射合成，因此，建议老年人每天户外锻炼1～2次，每次

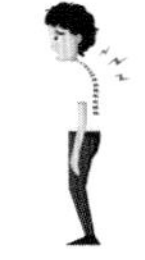

1小时左右，以轻微出汗为宜。如果折合成步数，大概每天6000～10 000步，膝盖不好的老年人可以选择手扶轮椅出门。65岁以上的老年人推荐每天摄入维生素D 15μg，但不要超过50μg。天然食物中以肝脏、蛋黄、鲑鱼、金枪鱼等含维生素D量较高。

乳糖 也促进钙的吸收，因此，排除了乳糖不耐受症的老年朋友，莫要盲目选择“无乳糖”奶制品。

蛋白质 也是促进钙吸收的关键，近年来，一系列人体代谢研究表明：充足的蛋白质摄入人群（占总能量12%～20%）使钙的表观吸收率明显高于低蛋白摄入的人群。

钙磷平衡 可保证钙的合理利用。磷与钙在体内也保持着“钙磷代谢平衡”，高磷饮食可造成机体对钙的需要量增加，反之，低磷饮食会加重骨丢失，因此对成年人，每日推荐720mg的磷摄入量是很有必要的，均衡膳食就可以做到。

胃酸 可以降低十二指肠的pH值，以增加钙的吸收，因此随进餐服用钙补充剂可以增加老年朋友（胃酸缺乏者）的钙吸收。

干扰因子：就是使钙的吸收利用受到破坏的因素。

草酸、植酸 天然食物中的草酸（菠菜、甜菜等）、植酸（稻米等）与钙结合形成不溶性的草酸钙、植酸钙，随粪便排出体外，影响了钙的吸收，因此这类食物需要浸泡和焯水后，才能与高钙食物一起烹调。

膳食纤维 可降低钙的吸收，但这一作用只有在膳食纤维摄入量超过30g/d（正常推荐量25～30g/d）时才会影响钙的吸收。要注意的是，低膳食纤维摄入对钙的吸收所起作用不大。因此，老年朋友切忌过“粗”、过“素”，一定要均衡膳食，粗细搭配，荤素有度。

《中国居民膳食营养素参考摄入量（2013版）》中，规定18～50岁的人，每天摄入800mg钙，50岁以上的人，每天钙摄入量应该在1000mg。

给老年朋友推荐的“高钙”食谱，既要保证食物多样化，又要轻松做到每天摄入1000mg的钙。

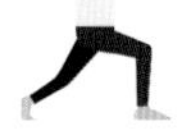

小知识

补钙与“肾结石”

钙有一部分通过尿液排出体外，故补钙是否会增加肾结石的风险，是人们最关心的安全问题。肾结石的病因很复杂，涉及遗传、环境、生活方式（久坐、不爱喝水等）等多种因素，高尿钙的发生又有多种原因，至今也没有明确证据阐明补钙与肾结石的关系。

国内外现有研究发现，补充的钙可以与肠道中的草酸结合，从而降低血液中的尿草酸盐浓度，起到减少肾结石形成的作用，这些研究中的钙摄入量均没有超过推荐量，由此证明适量（推荐量）的钙摄入是安全的。为避免过量补充营养素对机体的危害，各国家又设定了营养素的每日可耐受最高摄入量（UL），比如我国对钙的 UL 给出量，4 岁以上的人群 UL 均为 2000mg。

简单地说，任何补充剂、药物甚至包括食物，都应强调“适量”，适量有益，过量存在风险！

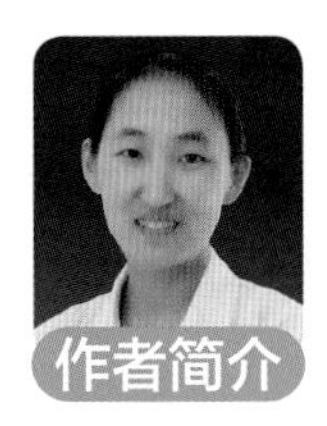
作者简介

石劢，中日友好医院，营养科主治医师、医学博士。

笔记页

笔记页

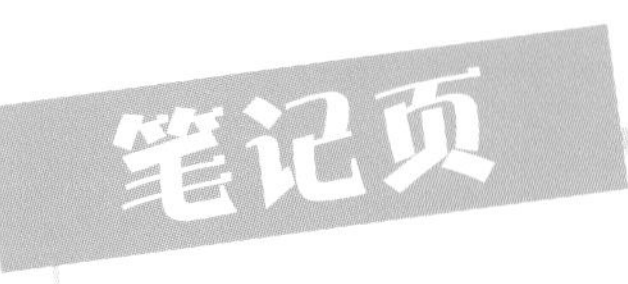
笔记页

笔记页